W0194154

Mosaik bei
GOLDMANN

Buch

Jeder Mensch ist und reagiert individuell. Manche nehmen schon vom bloßen Betrachten der Speisen zu, andere können essen, was sie wollen, ohne zuzunehmen. Manche haben ständig kalte Füße, anderen hingegen ist dauernd warm. Jeder Mensch hat einen anderen Stoffwechsel, einen unterschiedlichen Wärmehaushalt und eine individuelle Verdauung. Dementsprechend ist eine ganz persönliche, typgerechte Ernährungs- und Lebensweise für jeden von uns optimal. Sie hält uns gesund und den Körper im Säure-Basen-Gleichgewicht. Aber wer entgegen seinem Naturell lebt, übersäuert – schwächt damit seinen Körper und erkrankt früher oder später. Um dem vorzubeugen und entgegenzuwirken, hilft es, den Körper regelmäßig zu entsäuern. Und auch das funktioniert am besten, wenn es auf die persönlichen Bedürfnisse des Einzelnen abgestimmt ist. Ralf Moll zeigt Ihnen, wie Sie nach der Typenlehre des Ayurveda typgerecht Ihren Körper entschlacken können.

Autor

Ralf Moll ist Diplom-Oecotrophologe und entwickelte nach jahrelanger Arbeit mit kranken und gesunden Menschen die Typenanalyse zur Entsäuerung. Abhängig vom individuellen Konstitutionstyp werden Empfehlungen zur optimalen typgerechten Ernährungs- und Lebensweise erstellt.

Ralf Moll

Individuell entsäuern

mit der Typenlehre
des Ayurveda

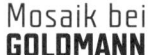

Mosaik bei
GOLDMANN

Alle Ratschläge in diesem Buch wurden vom Autor und vom Verlag sorgfältig erwogen und geprüft. Eine Garantie kann dennoch nicht übernommen werden. Eine Haftung des Autors beziehungsweise des Verlags und seiner Beauftragten für Personen-, Sach- und Vermögensschäden ist daher ausgeschlossen.

Bildnachweis:
Lizenzfrei: 26 (Stockdisc), 69 (PhotoDisc), 77 (Goodshoot), 126 (Shutterstock/Yuri Arcurs), 155 (Getty Images/digitalvision); Südwest Verlag, München: 9 (Olonetzky), 14 (Holz), 56, 85 (Rees), 96, 108 (v. Felbert & Eickenberg), 160, 166, 171, 180, 183, 190, 196, 205, 213, 218, 226, 233, 240, 243 (Plewinski)

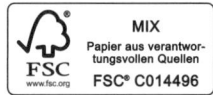

Verlagsgruppe Random House FSC-DEU-0100
Das für dieses Buch verwendete FSC®-zertifizierte Papier *Classic 95*
liefert Stora Enso, Finnland.

1. Auflage
Vollständige Taschenbuchausgabe Februar 2011
Wilhelm Goldmann Verlag, München,
in der Verlagsgruppe Random House GmbH
© 2007 Südwest Verlag, München,
in der Verlagsgruppe Random House GmbH
Umschlaggestaltung: Uno Werbeagentur, München
Umschlagfoto: Corbis/Pam McLean
Redaktion: Claudia Lenz
Satz: Buch-Werkstatt GmbH, Bad Aibling
Druck und Bindung: GGP Media GmbH, Pößneck
FK · Herstellung: IH
Printed in Germany
ISBN 978-3-442-17179-8

www.mosaik-goldmann.de

Inhalt

Typgerecht entsäuern – die Grundlagen

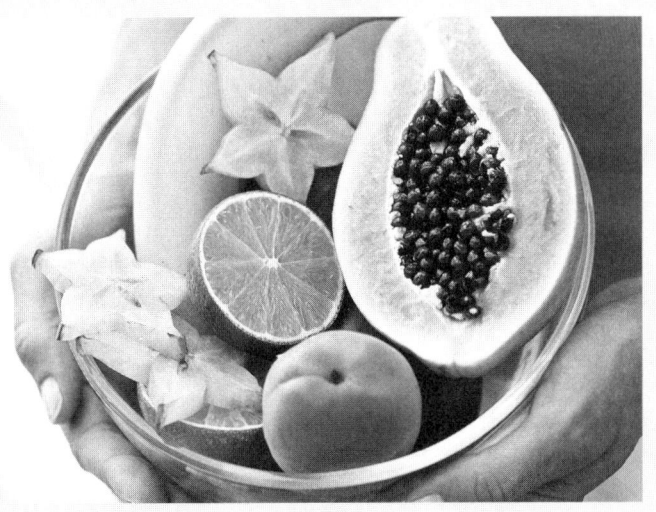

In der Typenanalyse liegen die Antworten
auf viele Fragen, z. B. warum manche Menschen
schneller zunehmen als andere, warum
die einen bestimmte Lebensmittel besser
vertragen als andere, warum manche
mehr Power haben als andere und wie eine
typgerechte Entsäuerung und Ernährung
auszusehen hat.

Endlich richtig entsäuern

Als Leiter unseres Fastenwanderzentrums im Schwarzwald beschäftige ich mich seit 15 Jahren mit der typgerechten Entsäuerung des Stoffwechsels. Wir führen bei uns typgerechtes Fasten durch, die Teilnehmer können zwischen Säftefasten, Suppenfasten und Früchtefasten wählen. Somit wird jeder entsprechend seinem Naturell individuell entsäuert.

An das Fasten sollte sich außerdem eine typgerechte Ernährung anschließen, um den Säure-Basen-Haushalt optimal im Gleichgewicht zu halten. Durch die typgerechte Entsäuerung habe ich vielen Menschen, neben einer besseren Fitness und Gesundheit, die Freude an einer gesunden, besseren Ernährungs- und Lebensweise vermitteln können.

Ein Beispiel

»Ich fühle mich den ganzen Tag müde und energielos, kaputt und schlapp«, mit dieser Klage kommt eine junge Frau zu uns ins Fastenwanderzentrum. »Außerdem esse ich den ganzen Tag nur gesunde Lebensmittel, habe aber trotzdem ständig Blähungen, das macht mich unzufrieden, mein Heißhunger auf Süßigkeiten ist unendlich groß. Ein weiteres Problem ist, dass ich ständig friere, immer kalte Füße und Hände habe.«

»Was essen Sie denn so?«, möchte ich wissen. »Morgens nur ein bisschen Obst und einen Joghurt, dazu trinke ich eine Tasse Kaffee, mittags hole ich mir ein Brötchen mit Wurst oder Käse, zwischendurch gibt es Äpfel oder Bananen, und abends esse ich meist einen großen Salatteller.«

Es ist nicht verwunderlich, dass bei dieser Ernährung der Stoffwechsel nicht in Gang kommen kann und ihr ständig zu kalt ist. Die Ernährung ist für das Naturell der jungen Frau zu kühlend, die Verdauungsorgane kommen nicht auf Touren. Wärmende ausgleichende Lebensmittel fehlen auf dem Speiseplan, zudem darmregulierende Gewürze. Das Essen liefert ihr zu wenig Energie, weil der Darm es nicht schafft, die wertvollen Stoffe aus der Nahrung aufzunehmen. Dies führt zur Übersäuerung des Stoffwechsels, da die wertvollen Basen bildenden Mineralien und Nährstoffe nicht aufgenommen werden können. Deshalb hat die junge Frau ständig Heißhunger auf Süßes – der Körper drückt damit seinen Wunsch nach Energie und mehr Nahrung aus. Meistens geben diese Menschen irgendwann genervt dem Wunsch nach und essen hohe Mengen an zuckerhaltigen Lebensmitteln.

Die Übersäuerung wird so verstärkt, ein Teufelskreis beginnt.

Der Darm der jungen Frau konnte die wertvollen Stoffe im abendlichen Salatteller gar nicht aufschließen, da er zu schwach war. Gedünstetes, warmes Gemüse, Gemüsesuppen und Energie liefernde Kohlenhydrate wie Kartoffeln, Nudeln oder Reis wären für ihren Säure-Basen-Haushalt besser verwertbar gewesen.

Der Schlüssel: typgerechte Ernährung

Wir wissen heute eine Menge über Kalorien, Vitamine und Mineralien, wir kennen den Fettgehalt der Lebensmittel, doch wir wissen nicht, welche Lebensmittel Säure bildend, neutral oder Basen bildend sind. Zudem wissen wir nicht, welche Lebensmittel den Körper kühlen und welche erwärmend auf den Stoffwechsel wirken.

Wichtig ist zudem der Stoffwechsel, bzw. die Stoffwechselgeschwindigkeit jedes einzelnen Menschen: Es gibt Schnell-, Langsam- und Normalverbrenner. Hiermit ist die Fähigkeit gemeint, wie schnell oder langsam die Nährstoffe in Energie umgewandelt werden können. Schnellverbrenner und Langsamverbrenner benötigen unterschiedliche Lebensmittel, um mit der Ernährung ihren Stoffwechsel auszugleichen.

Die junge Frau in unserem Beispiel war ein Empfindungsnaturell, und das ist der Schnellverbrenner unter den Naturellen. Ihr Körper verarbeitete die Kohlenhydrate aus der Nahrung so schnell, dass Energie nicht dauerhaft bereitgestellt werden konnte. Deshalb war ihr auch immer kalt – logische Konsequenz, wenn das Blut unterzuckert ist – und ein Gefühl der Müdigkeit begleitete sie den ganzen Tag.

Die Frau führte bei uns zunächst eine Woche Suppenfasten mit warmen Gemüsesuppen durch, um den Darm zu reinigen und den Körper individuell zu entsäuern. Danach wurde zu einer ihrem Typ entsprechenden Ernährung übergegangen – und allein dadurch verschwanden viele kleine Zipperlein bei der jungen Frau. Ihre Lebensfreude und die Freude am Essen waren plötzlich wieder da, der Heißhunger verschwand, und ihr Darm arbeitete durch die richtige Kost wieder optimal.

Der Anfang: typgerechte Entsäuerung

In diesem Buch erfahren Sie mit Hilfe unseres großen Typen-Fragebogens, welcher Stoffwechseltyp oder – anders ausgedrückt – welches Naturell Sie sind und wie Sie optimal entsäuern. Grundlage bildet die jahrtausendealte ayurvedische Lehre mit der Typeneinteilung in Vata, Pitta und Kapha sowie die Einteilung nach Carl Huter in Empfindungs-, Bewegungs- und Ernährungsnaturell. Darüber hinaus bringe ich meine Erfahrungen und Ergebnisse von Studien aus den letzten 15 Jahren leitender Tätigkeit in einer Fachklinik für Ernährungsmedizin sowie in meinem Fastenwanderzentrum im Schwarzwald ein. Und diese zeigen: Die tägliche Ernährungstherapie war immer umso erfolgreicher, wenn die Entsäuerung typgerecht durchgeführt wurde.

Wenn Sie sich an die Empfehlungen für Ihren Typ halten, wird sich Ihre Leistung, Ihr Wohlbefinden, ja der gesamte Säure-Basen-Haushalt automatisch verbessern.

Im Mittelpunkt der Säure-Basen-Regulation stehen vier Punkte, die sich durch eine Basen bildende Ernährung im Gleichgewicht befinden sollten:

- der Wärmehaushalt
- der Stoffwechsel plus Ausscheidung
- die Verdauung
- das Gewicht.

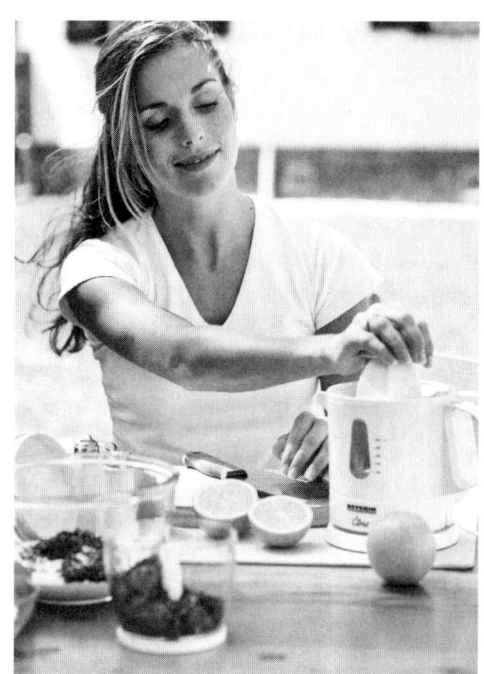

Frisch gepresste
Säfte sind reich an
Enzymen, Vitaminen,
Mineralstoffen
und wirken stark
Basen bildend.
Ideal für den Start
in den Tag.

Falls die Ernährung zu stark Säure bildend ist, stellen sich gesundheitliche Probleme ein, die reguliert werden müssen. Durch die typgerechte Entsäuerung wird Ihnen das Essen richtig Spaß machen, es gibt keine Verbote oder Dogmen, sondern lediglich typgerechte Richtlinien. Das Wohlbefinden des Einzelnen steht im Vordergrund.

Wir stellen Ihnen eine basische Entsäuerungswoche für zu Hause vor sowie eine intensive Entsäuerung. Die intensive Entsäuerung wird in Form von typgerechtem Fasten als Saft-, Suppen- oder Früchtefasten durchgeführt. Die basische

Entsäuerungswoche für zu Hause beinhaltet schmackhafte Rezepte für jeden Tag. Weiterhin erfahren Sie, welche Lebensmittel und naturheilkundlichen Maßnahmen ideal für Ihren Typ geeignet sind und wie Sie mit einfachen basischen Maßnahmen Ihren Säure-Basen-Haushalt ins Gleichgewicht bringen können.

Ich wünsche Ihnen viel Spaß und Erfolg bei der Umsetzung

Ralf Moll

Übersäuert – was ist das?

In der heutigen Zeit ist die Übersäuerung des Stoffwechsels ein zentrales Thema. Stress, Bewegungsmangel, schlechte Essgewohnheiten und stark verarbeitete Lebensmittel (z. B. Fastfood) gehören zum Alltag des Menschen, und somit ist es sehr schwer, langfristig vital und leistungsfähig zu bleiben.

Erschwerend kommt hinzu, dass die etablierte Medizin keine chronische Übersäuerung kennt. Sie lehrt, dass Niere und Lunge den Säure-Basen-Haushalt regulieren. In der Naturheilkunde dagegen sind fast alle gesundheitlichen Störungen Ausdruck eines gestörten Säure-Basen-Haushalts.

Säuren und Basen als Stoffwechselakteure

Denn der Säure-Basen-Haushalt reguliert alle Stoffwechselabläufe im Körper. Unser Körper besteht zu ca. 30 % aus sauren Säften und zu ca. 70 % aus basischen Säften. Beispielsweise ist der Magensaft der sauerste Saft im Körper, er hat einen pH-Wert (Säurewert) von 1 bis 4, hingegen ist der Saft der Bauchspeicheldrüse mit einem pH-Wert von 8 sehr stark basisch. Wenn alle Organe ihre Funktionen ungestört durchführen können, ist der Säure-Basen-Haushalt in Ordnung. Bei allen gesundheitlichen Beschwerden sowie Vitalitätsverlusten ist dagegen dieses körpereigene Säure-Basen-Gleichgewicht zur sauren Seite hin verschoben, man spricht dann von einer latenten Azidose oder von einer chronischen Übersäuerung im Gewebe.

Schleichende Übersäuerung

Zu einer solchen chronischen Übersäuerung kommt es, wenn die Lebensweise und Ernährung über Jahre hinweg zu stark Säure bildend sind und nicht dem persönlichen Naturell entsprechen. Dann ist eine regelmäßige Ausscheidung der Stoffwechselsäuren nicht mehr möglich. Die Säuren werden im Gewebe abgelagert, es kommen immer mehr Säuren hinzu, eine Übersäuerung des Bindegewebes entsteht.

Symptome der Übersäuerung

Zum Bindegewebe gehört u.a. das Muskel- und das Fettgewebe, angeschlossen sind die Lymphgefäße und das Nervengewebe. Entsprechend vielfältig können die Anzeichen einer Übersäuerung sein:

Haben auch Sie in den letzten Jahren mit dem Sport aufgehört, weil Sie zu viel Stress hatten? Wie haben Sie den Stress kompensiert? Mit Süßigkeiten und reichhaltigem Essen? Haben Sie dadurch jedes Jahr ein paar Kilo zugenommen? Und Ihre Fettzellen füllen sich immer mehr?

Oder leiden Sie unter Muskelverspannungen oder Muskelverhärtungen im Nacken und Rückenbereich? Auch durch gezielte Rückenmassagen werden Sie keinen dauerhaften Erfolg haben, die Verhärtungen zu lösen, denn ohne eine typgerechte Entsäuerung werden die sauren Schlacken im Muskelgewebe liegen bleiben.

Fühlen Sie sich auch oftmals müde, energielos und schlapp, sind leicht gereizt? Das erste Anzeichen einer beginnenden Übersäuerung des Körpers ist bei vielen Menschen die Müdigkeit. Der Zusammenhang ist folgender: Wenn zu viele Säuren im Blut sind, werden sie vom roten Blutfarbstoff Hämoglobin gebunden, sodass dieser dann weniger Sauerstoffmoleküle transportieren kann. Die Transportplätze sind belegt, durch Säuren, sodass das Blut die wichtigen Organe, wie z. B. Herz, Gehirn etc. schlechter mit Sauerstoff versorgen wird. Die Folge ist eine beginnende Müdigkeit, da der basische Sauerstoff unverzichtbar für die Energiebereitstellung im Stoffwechsel ist.

Ein weiteres Beispiel für die Übersäuerung sind Harnsäureablagerungen in Haut, Bindegewebe und Gelenken, die dort verschiedene rheumatische und allergische Erkrankungen hervorrufen. Manch einem hat die Harnsäure auch schon eine Gichtzehe beschert, besonders wenn zu (viel Alkohol getrunken und gleichzeitig überreichlich harnsäurereiche Lebensmittel, wie beispielsweise Meeresfrüchte oder Fleischprodukte verzehrt werden.

Auch bei der Vielzahl an Hauterkrankungen, wie z. B. Neurodermitis, Psoriasis, Ekzeme, Akne etc. ist der Säure-Basen-Haushalt aus dem Gleichgewicht geraten, die Ausscheidung der Säuren über Darm, Leber, Lunge und Niere funktioniert nicht optimal.

Wie der Körper versucht, Säuren loszuwerden

Hautreaktionen sind oft der letzte verzweifelte Versuch des Stoffwechsels, seine Säuren auszuscheiden. Denn: Was der Darm nicht entsäuern kann, muss die Leber entsäuern, was die Leber nicht entsäuern kann, muss die Lunge entsäuern, was die Lunge nicht entsäuern kann, muss die Niere entsäuern, was die Niere nicht entsäuert, wird über die Haut ausgeschieden.

Ein weiteres Beispiel für die Übersäuerung und Schlackenbildung ist bei Frauen die Orangenhaut oder Zellulitis. Dies sind abgelagerte Säureschlacken, meist im Oberschenkelbereich. Ursache sind vielfach ein überlastetes Lymphsystem und verschlacktes Gewebe, das die überflüssigen Säuren nicht ausgeschieden bekommt.

Durch das regelmäßige typgerechte Entsäuern werden diese Schlacken gelöst und ausgeschieden. Die Haut wird wieder straff und schön, die Säuren können durch die Aktivierung der Ausscheidungsorgane besser ausgeschieden werden.

Da jeder Mensch anders ist und unterschiedliche Schwachstellen hat, machen sich die Beschwerden auch unterschiedlich bemerkbar.

Übersäuerung beginnt im Darm

Da bei gesundheitlichen Problemen auch immer der Darm eine Schwachstelle darstellt, werden wir in diesem Buch ausführlich den Darm und seine Auswirkungen auf den Stoffwechsel beschreiben (Seite 80 ff.). Denn jede Darmschwäche bedeutet für den Stoffwechsel, dass zu viele Gifte und Fäulnisstoffe, also Schlacken und Säuren, von dort ins Blut und somit in den gesamten Stoffwechsel gelangen. Wer übersäuert ist, weist zwar – je nach Naturell – unterschiedliche Störungen im Magen-Darm-Trakt auf, sicher ist jedoch, dass Magen-Darm-Probleme zu den ersten Anzeichen einer Übersäuerung gehören. Einen besonderen Stellenwert nimmt in diesem Zusammenhang die Ernährung ein, da die darin enthaltenen wichtigen Nährstoffe über den Darm ins Blut aufgenommen werden müssen.

Info

Entscheidend für unsere Leistungsfähigkeit ist, dass der Stoffwechsel genügend Energie produziert. Wenn die Lebensmittel optimal im Verdauungssystem aufgeschlossen werden und anschließend in der richtigen Geschwindigkeit zu den Zellen gelangen, funktioniert die Verbrennung (Umsetzung) von Nahrungsbausteinen. Für den Prozess der Verbrennung benötigt der Stoffwechsel neben dem basischen Sauerstoff allerdings auch Basen bildende Vitamine und Mineralien, die aus der Nahrung über den Darm in die Zellen gelangen müssen.

Der individuelle Säure-Basen-Check

Der Säure-Basen-Haushalt des Körpers hängt zusammen mit dem Wärmehaushalt, mit dem Verdauungssystem, dem Stoffwechsel inklusive der Ausscheidung sowie mit dem Gewicht. Wenn alle diese Faktoren im Gleichgewicht sind, dann kann der Stoffwechsel die benötigte Energie aus der Nahrung bereitstellen, das Essen wird also ideal verbrannt, und die dabei anfallenden Säuren werden größtenteils über die Nieren ausgeschieden.

Und wie sieht eigentlich Ihr persönlicher Säure-Basen-Haushalt aus? Machen Sie den kleinen Test auf der folgenden Seite.

Säure-Basen-Check

Ja oder nein? Bitte kreuzen Sie die zutreffende Antwort an.

		ja	nein
Fingernägel	Habe brüchige Fingernägel	☐	☐
	Meine Fingernägel haben Längs-rillen, Querrillen	☐	☐
Haare	Habe Haarausfall	☐	☐
	Mein Haar ist spröde, glanzlos	☐	☐
Beweglich-keit	Leide unter Gelenksteife, besonders morgens	☐	☐
	Gelenkschmerzen: z. B. Hände/Füße	☐	☐
	Leide unter Gicht, Arthrose	☐	☐
Leistung und Vitalität	Fühle mich oft müde und energielos	☐	☐
	Neige zu Depressionen	☐	☐
	Schlafe oft schlecht	☐	☐
	Rauche regelmäßig	☐	☐
	Nehme regelmäßig Medika-mente ein	☐	☐
	Trinke regelmäßig Alkohol. Kaffee	☐	☐
Verdauung und Darm	Habe oft Blähungen. Blähbauch	☐	☐
	Habe eher Verstopfung	☐	☐
	Habe eher Durchfall, breiigen Stuhl	☐	☐
Haut	Neige zu unreiner Haut, Akne	☐	☐
	Ekzeme, Neurodermitis	☐	☐
	Schwitze übermäßig viel	☐	☐

		ja	nein
Wärmehaushalt	friere ständig, immer kalte Hände und Füße	☐	☐
	helle, weiße Finger, besonders bei Kälte	☐	☐
Herz-/Kreislauf-Beschwerden	Neige zu Kreislaufbeschwerden	☐	☐
	Habe eher hohen Blutdruck	☐	☐
	Habe eher niedrigen Blutdruck	☐	☐
	Habe einen hohen Cholesterinwert	☐	☐
Stoffwechsel	Nehme sehr schnell zu	☐	☐
	Nehme sehr schwer wieder ab	☐	☐
	Nehme gar nicht zu, neige zu Untergewicht	☐	☐
	Schilddrüsenunterfunktion	☐	☐
	Schilddrüsenüberfunktion	☐	☐
Ausscheidung	Neige zu Wassereinlagerungen	☐	☐
	Habe oft grippale Infekte	☐	☐
	Scheide schlecht aus	☐	☐
	Trinken fällt mir schwer	☐	☐

Wie viele Ja-Antworten liegen bei Ihnen vor?

Die Aussagen mit den Ja-Antworten sind die ersten Probleme, wenn der Körper zur Übersäuerung neigt. Werden Sie deshalb jetzt aktiv, und entsäuern Sie typgerecht.

Und falls Sie keine Beschwerden haben, umso besser – dann erfahren Sie, wie Sie Ihren Säure-Basen-Haushalt im Gleichgewicht halten können und was Ihnen guttut.

Erfolge durch typgerechte Entsäuerung

Die Erfolge der intensiven, typgerechten Entsäuerung spüren Sie schon nach einer Woche. Sie fühlen sich vitaler und wohler, haben einfach mehr Energie, und Ihr Magen-Darm-Trakt arbeitet besser. Auch das Gewicht macht vielen Menschen große Sorgen. Sie haben sicher vom Jo-Jo-Effekt der Diäten gehört. Manche kämpfen aber auch mit dem gegenteiligen Problem: anhaltendem Untergewicht.

Das Individuum sehen

Manche Menschen berichten mir, dass sie sich seit Jahren mit Vollkornprodukten ernähren, aber verstärkt Blähungen und Darmprobleme haben und sich durch diese Ernährung nicht besser fühlen. Andere waren auf reine Rohkost umgestiegen, merkten anfangs auch gesundheitliche Verbesserungen, die Erfolge stagnierten jedoch und verschlechterten sich mit der Zeit.

In beiden Beispielen passen einfach die Verdauungsleistung und die Ernährung nicht zusammen. Denn nur das ist gesund, was Ihr Magen-Darm-Trakt auch verdauen kann. Wenn Sie bereits eine kurze Zeit die Ernährung praktizieren, die optimal zu Ihrer Konstitution und Ihrer Verdauungskraft passt, werden Sie viel mehr Energie haben und sich vitaler fühlen.

Durch meine jahrelangen Erfahrungen in meinem Fastenwanderzentrum mit vielen tausend Menschen konnte ich täglich feststellen, dass der Weg der typgerechten Entsäuerung
ein sehr erfolgreicher Weg ist, da für jeden Einzelnen das Beste empfohlen werden kann.

Typenlehre: die verschiedenen Naturelle

Huter und Kupfer teilen die Menschen in Empfindungs-, Be-
wegungs- und Ernährungsnaturelle und in Mischtypen ein.
Im Ayurveda, der jahrtausendealten indischen Lehre, erfolgt
die Einteilung in Vata-, Pitta- und Kapha-Typen, was der Einteilung von Huter in den Grundzügen entspricht. Mit Geist
ist im Ayurveda Vata gemeint, mit Seele Pitta und mit Kapha ist der Körper gemeint. Vata entsteht aus einer Mischung
von Äther und Luft, Pitta aus einer Mischung von Feuer und
Wasser und Kapha aus einer Mischung von Wasser und Erde.
Demnach ist Vata emotional, Pitta temperamentvoll und
Kapha erdverbunden. Entsprechend sind die »ätherischen«
Vata-Naturelle von ihrer Konstitution her eher zu dünn, die
geerdeten Kapha-Naturelle dagegen kämpfen immer mit den
Pfunden und möchten abspecken.

Die Bedeutung der Naturelle für die Ernährung ist eindeu-
tig. Während in der westlichen Welt allgemeine Theorien über
Kalorien, Vitamine, Mineralien und Nährstoffe existieren, be-
urteilt die Typenlehre im Ayurveda den Wärmehaushalt, den
Stoffwechsel plus Ausscheidung, die Verdauungsleistung und
das Gewicht des Einzelnen. Oftmals fragen mich die Teilneh-

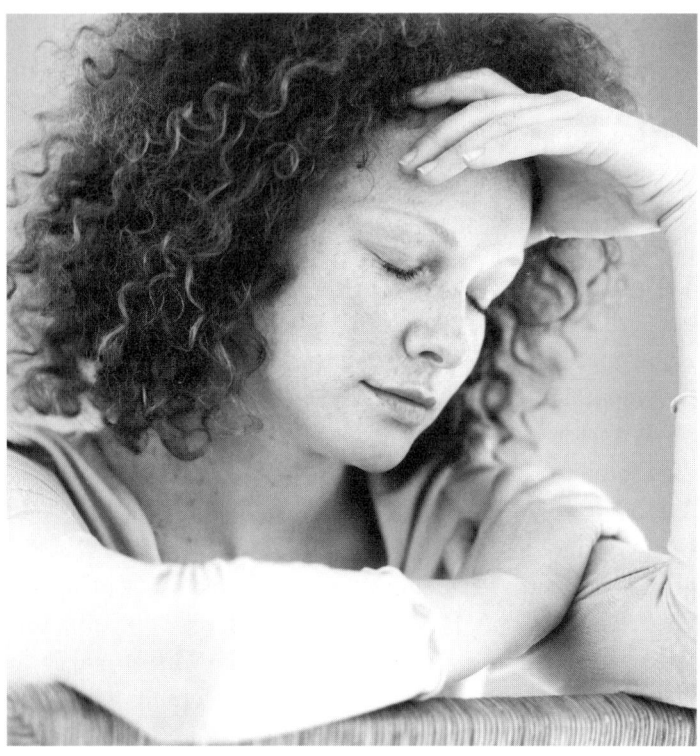

Kopfschmerzen können Ausdruck eines Säure-Basen-Ungleichgewichts, beispielsweise in der Leber, sein.

mer unserer Seminare beispielsweise, ob sie morgens zum Frühstück rohes Obst essen sollen, ob die Trennkost die richtige Ernährung für sie ist, wie viel Wasser sie trinken sollen, oder ob sie abends große Mengen an Salat verspeisen dürfen? Während in der westlichen Welt auf diese Fragen nur unbefriedigende, allgemeine Antworten zu erwarten sind, irrt die Typenlehre mit ihren speziellen, dem Typ entsprechenden Aussagen nie.

So sollte sich beispielsweise ein Vata-Naturell, das typbedingt ständig friert und eine schwache Verdauungsleistung hat, nicht zur Gewohnheit machen, morgens rohe Früchte zu essen. Hingegen ist für einen Pitta-Typen, der immer gut durchblutet ist, das rohe Obst auch schon morgens gut verträglich und geeignet.

Mit den Begriffen Konstitution, Typ oder Naturell beschreiben wir die individuellen Merkmale, die jeder Mensch hat. Durch die Typologie oder Konstitutionslehre erfährt jeder mehr über sich selbst, über seine Vorlieben, seine Schwächen und Stärken) und im Zusammenhang damit, wie seine ideale Ernährung aussehen könnte.

Ich betone allerdings immer wieder, dass die Einteilung in bestimmte Naturelle nur eine Hilfestellung bietet, die Reaktionen des Körpers besser zu verstehen. Es darf natürlich kein stereotypes Schubladendenken entstehen, denn jeder Mensch ist immer individuell und einzigartig.

Seinem Naturell entsprechend leben

Haben Sie sich auch schon darüber gewundert, warum manche die Dinge komplett anders angehen als Sie? Oder warum gewisse Menschen Ihnen sehr ähnlich sind, Sie sich auf Anhieb mit ihnen gut verstehen? Die Erklärung liegt in den unterschiedlichen Typen: Jeder Mensch kommt mit einem bestimmten Naturell auf die Welt. Diese Naturelle bestimmen unser energetisches Potenzial, unseren Stoffwechsel und Wärmehaushalt, unsere Verdauungsleistung, unser Aussehen und unsere Statur, unseren Charakter. Jedes Naturell lebt und handelt entsprechend seinen Stärken und Schwächen unterschiedlich.

Für jeden Typ ist eine bestimmte typgerechte Ernährungs- und Lebensweise optimal, d.h. sie wirkt unterstützend und regulierend auf ihn. Hält er sich nicht an die Empfehlungen seines Typs, kann es ihn schwächen und sogar krank machen. Anfangs machen sich durch die Übersäuerung Zipperlein bemerkbar, wie beispielsweise Müdigkeit, brüchige Fingernägel, Sodbrennen oder Haarausfall. Wenn diese ersten Anzeichen einer beginnenden Übersäuerung nicht ernst genommen werden, können Jahre später ernsthafte Probleme entstehen. Die Grundregel in der Typenlehre lautet:

Wer sein Naturell lebt, bleibt gesund, d.h. im Säure-Basen-Gleichgewicht – wer sein Naturell nicht lebt, wird krank, d.h. kommt ins Säure-Basen-Ungleichgewicht.

Der große Typentest – Welcher Typ bin ich?

Typgerecht leben und sich ernähren heißt, auf seine individuellen Bedürfnisse zu hören. Keine Ernährung oder Lebensweise ist richtig oder falsch, sondern passend oder unpassend nur in Bezug auf ein bestimmtes Naturell. Somit sollte sich jeder Mensch nach seinem individuellen Typ ernähren und leben, um das Optimale aus seinem Naturell herauszuholen.

Finden Sie darum mit dem einfachen Typentest auf den folgenden Seiten heraus, welches Naturell Sie sind, und lesen Sie in den daran anschließenden charakterisierenden Kapiteln Details zu Ihren Bedürfnissen, Schwächen und Stärken.

»Sie können mich nicht daran hindern, täglich klüger zu werden.«
Konrad Adenauer,
1. Kanzler der Bundesrepublik

Gehen Sie heraus aus Ihrer Komfortzone, und legen Sie los. Mit diesem Buch haben Sie schon den ersten Schritt in die richtige Richtung unternommen. Alle Empfehlungen sollten Sie mit Spaß und Lebensfreude umsetzen, dann werden sie Ihnen zur Gewohnheit und langfristig auch erfolgreich sein. Ganz wichtig: Beginnen Sie mit Ihrer individuellen Entsäuerung in den nächsten 72 Stunden, denn Veränderungen sind bei 95 % der Menschen erfolgreich, wenn sie in den ersten drei Tagen umgesetzt werden.

»Welches Naturell sind Sie?«

Die folgenden Beschreibungen der drei Naturelle stellen keine Bewertung dar, denn jeder Mensch ist mit seinen Talenten und Veran-

	Ernährungsnaturell (Kapha)
Wie groß sind Sie?	☐ mittelgroß
Wie ist Ihre Statur?	☒ kräftig, übergewichtig
Wie ist Ihre Kopfform?	☒ eher rundlich, weiche Gesichtszüge
Wie sind Ihre Augen?	☐ groß
Wie ist Ihr Blick?	☐ ruhig und sanfter Blick
Wie ist Ihre Hautbeschaffenheit?	☐ fettig, weich ☒ normal durchblutet
Wie ist Ihre Haarstruktur?	☐ fettig, kräftig ☐ eher dunkler Typ
Wie sind Ihre Hände?	☒ eher groß und fleischig
Wie ist Ihr Gemüt?	☐ ruhig und ausgeglichen ☐ nicht aus der Ruhe zu bringen ☒ eher träge ☐ gelassen ☐ nehme mir Zeit ☐ großzügig, vergebend ☒ bedachtsam, methodisch

lagungen etwas Besonderes. Es ist demnach keine Einteilung in gut und schlecht, sondern eine Bereicherung, seine Stärken zu stärken und seine Schwächen zu kennen und zu verbessern.

Bewegungsnaturell (Pitta)	**Empfindungsnaturell (Vata)**
☒ eher groß	☐ eher klein
☐ sportlich, muskulös	☐ schlank, zierlich
☐ eher länglich, markante Gesichtszüge	☐ klein und zart
☐ mittelgroß	☒ klein
☐ fest blickend, fixierend	☒ wach, rasches Erkennen von Details
☐ empfindlich, Neigung zu Sommersprossen	☒ trocken, rissig
☐ stark durchblutet	☐ Neigung zur Blässe
☐ dünn, weich	☒ trocken, spröde
☐ eher rötlich / blonder Typ	☒ eher brauner Typ
☐ mittelgroß, gut durchblutet	☐ eher klein und grazil
☒ temperamentvoll	☒ sehr sensibel
☐ ungeduldig, kritisch	☒ neige zu Sorgen und Ängsten
☐ viel Power	☒ schnell erschöpft
☐ Perfektionist	☐ spontan
☐ starker Wille	☐ ideenreich
☐ starke Durchsetzungskraft	☐ begeisterungsfähig
☒ leicht erregbar/Hitzkopf	☐ rasche Auffassungsgabe
3	8

	Ernährungsnaturell (Kapha)
Wie ist Ihr Bio-Rhythmus?	☒ besonders leistungsfähig vor-mittags und am frühen Abend
	☐ langer und tiefer Schlaf
	☐ ausdauernd
	☐ Abneigung gegen feuchtkaltes Wetter
Welche körperlichen Schwächen haben Sie?	☐ Atemwegserkrankungen
	☐ Herz-Kreislauf-Probleme
	☐ Bluthochdruck
Welchen Beruf üben Sie aus?	☒ habe Talent im Wirtschafts-leben
	☐ einen bodenständigen Beruf
Wie ist Ihr Wärmehaushalt?	☒ ausgeglichen
Wie ist Ihr Hungergefühl?	☐ ich kann Mahlzeiten leicht ausfallen lassen
Wie ist Ihre Verdauung?	☒ träge Verdauung
Nehmen Sie schnell zu?	☒ nehme sehr schnell zu
Haben Sie Verdauungs-beschwerden?	☒ Völlegefühl oder Müdigkeit nach dem Essen
Zum Frühstück wähle ich eher ...	☐ Rührei mit Würstchen und Speck

Bewegungsnaturell (Pitta)	**Empfindungsnaturell (Vata)**
☐ besonders leistungsfähig am Mittag und am Abend	☐ besonders leistungsfähig am frühen Morgen und am Nach-mittag
☐ kurzer, aber tiefer Schlaf	☒ leichter Schlaf
☐ energievoll, leistungsfähig	☒ neige zur Erschöpfung bei Anstrengung
☒ Abneigung gegen Hitze	☐ Abneigung gegen kaltes win-diges Wetter
☐ Allergien	☐ Kopfschmerzen
☒ Gelenke	☒ Magen-Darm-Probleme
☐ Haut, Entzündungen	☒ Schlafprobleme
☐ bevorzuge Führungs-positionen	☐ kreativ, musisch, erfinderisch
☐ genieße Herausforderungen	☐ einen »helfenden« Beruf
☐ mir ist immer warm	☐ ich friere schnell
☐ habe ständig Hunger	☒ unregelmäßig, brauche Zwischenmahlzeiten
☐ sehr starke Verdauung	☐ unregelmäßig
☐ kann viel essen – nehme nicht an Gewicht zu	☐ Kann essen was ich will, neige eher zu Untergewicht
☒ Neigung zu Sodbrennen	☒ Verstopfung oder Blähungen
☒ Belegtes Brötchen mit Wurst, Käse, Ei, Marmelade	☒ (warmer) Getreidebrei mit Früchten (Müsli)

6   15

	Ernährungsnaturell (Kapha)
Als Mittagessen wähle ich eher …	☐ Schweinshaxe mit Knödel, Sauerkraut
Zum Nachtisch wähle ich eher …	☐ Süßes z. B. Sahnetorte
Was sind Ihre Geschmacksvorlieben?	☒ deftig, herzhaft, fettig, große Portionen
Wenn ich länger als 4 Stunden nichts esse …	☒ macht mir das nichts aus
Welchen Stellenwert hat Essen für Sie?	☐ einen großen Stellenwert, für mich ist Essen Genuss und Belohnung
Gesamtpunktzahl	**14 Punkte Pitta-Typ**

Auswertung

1. Addieren Sie pro Spalte die einzelnen Kreuze.

2. Ist die Gesamtanzahl eines Naturells deutlich höher als die beiden anderen, so ist dieses Naturell Ihr Hauptnaturell.

3. Ist die Gesamtanzahl zweier Naturelle in etwa gleich hoch, so sind Sie ein Mischnaturell aus diesen beiden Naturellen (sehr häufig).

4. Ist die Gesamtanzahl dreier Naturelle in etwa gleich hoch, so sind Sie ein Mischnaturell aus allen drei Naturellen (sehr selten).

Bewegungsnaturell (Pitta)

☒ Rindersteak mit Pommes,
Salat

☒ süßen Nachtisch
z. B. Pudding, Kuchen

☐ nicht so wählerisch,
esse oft Fastfood, Haupt-
sache viel

☒ werde ich hungrig,
ungeduldig

☒ einen großen Stellenwert,
es muss jedoch schnell
gehen

9 **Punkte Vata-Typ**

Empfindungsnaturell (Vata)

☐ eine warme, cremige Suppe,
Nudeln mit Tomatensauce

☒ Joghurt mit Früchten

☒ warm, leicht, sehr wählerisch,
kleine Portionen

☐ bekomme ich Unterzucker,
werde nervös

☐ nicht so wichtig, manchmal
vergesse ich es auch

☒ **Punkte Kapha-Typ**

17

Das Ernährungsnaturell, der Kapha-Typ

Ernährungsnaturelle werden durch die Elemente Wasser und Erde dominiert und sind damit ruhige, beständige und ausgeglichene Zeitgenossen. Sie haben meist einen stabilen, mittelgroßen und schweren Körperbau. Sie gehen Dinge methodisch und langsam an. Sie überlegen lange und in Ruhe, treffen keine Spontanentscheidungen.

Diese Menschen neigen zu einer glatten und eher fettigen Haut, ihre Haare sind kräftig, dicht und meist dunkel. Das Hungergefühl der Ernährungsnaturelle ist sehr gering, ihre Verdauung sehr träge. Sie essen jedoch gerne und reichhaltig, lieben Süßes, Alkohol und fettes Essen. Das Essen gibt ihnen auch die nötige Ruhe und Zufriedenheit. Diese Typen nehmen sehr schnell zu und haben in der Regel mit Übergewicht zu kämpfen, sie sind nie untergewichtig.

Ernährungsnaturelle haben einen langsamen Stoffwechsel und eine schlechte Energieproduktion aus den Nährstoffen. Deshalb essen sie verstärkt Süßwaren in Form von Zucker. Kurzfristig bringen ihnen diese zuckerhaltigen Lebensmittel Energie, doch dauerhaft ist das Gegenteil der Fall. Denn durch den hohen Zuckerkonsum geht der Insulinspiegel in die Höhe, was zu einer stärkeren Umwandlung von Zucker in Fett führt. Insulin ist das Dickmacherhormon der Bauchspeicheldrüse, das die Kohlenhydrate aus dem Blut in die Zellen transportiert. Ist zu viel Zucker im Blut, wird es nicht in die Muskelzellen, sondern in die Fettzellen gebracht und dort als Fett gespeichert. Ein hoher Insulinspiegel blockiert die Fettverbrennung, die Folge ist Übergewicht und ein noch langsamerer Stoffwechsel. Blutzuckererhöhung und Diabetes sind Ausdruck der jahrelangen Säure-Basen-Störung.

Speisen und Aktivitäten, die guttun

Ausgleichend für Ernährungsnaturelle sind die Geschmacksrichtungen scharf, bitter und herb und alles, was leicht, trocken und heiß wirkt. Die Geschmacksrichtungen süß, sauer und salzig verstärken den trägen Stoffwechsel und bringen das Naturell weiter aus seinem Gleichgewicht.

Um die träge Verdauung anzuregen, sollte vor jedem Essen ein Salat verzehrt werden. Deshalb sind auch verdauungsanregende Gewürze ideal, wie z. B. Ingwer, Kurkuma, Kardamom, schwarzer Pfeffer. Im Sommer ist für diesen Typ die rohe Kost in Maßen sehr gut, im Winter sollte der Rohkostanteil gesenkt und durch einen erhitzen Anteil erweitert werden. Denn Salate, Gemüse und Obst enthalten sehr viel Kalium, das den Stoffwechsel beschleunigt und die Ausscheidung über Blut und Lymphe forciert.

Allgemein gilt für Ernährungsnaturelle, nicht zu viel, zu fett, zu süß und zu salzig zu essen. Dies verlangsamt den Stoffwechsel noch mehr, führt zur Übersäuerung, zu aufgeschwemmtem Gewebe und zu Einlagerungen im Körper.

Info

Ernährungsnaturelle sind Langsamverbrenner, die zu einem hohen Blutzuckerspiegel und Diabetes neigen. Sie essen zu viel Süßwaren, Gebäck und Limonaden, um schnell Energie zu bekommen. Ihr Insulinspiegel ist somit dauerhaft erhöht, und der Zucker wird in Fett umgewandelt. Sie haben in der Regel ständig Appetit, Ihr Drüsensystem ist schwach. Diese Naturelle fühlen sich oftmals müde und energielos und neigen zu Trägheit. Ein leicht verdaulicher Eiweißanteil – besonders abends – ist hier sinnvoll, um den Stoffwechsel auszugleichen. Optimal ist für diese Typen die Mittelmeerküche mit fettarmem Fisch, kaltgepresstem Öl, gedünstetem Gemüse, Salaten, Früchten und gesunden, langkettigen Kohlenhydraten (Kartoffeln, Nudeln, Reis, Brot), die ihr Naturell ausgleichen und leistungsfähig machen.

Sportliche Aktivitäten wie beispielsweise Jogging, Walking, Tennis, Tanzen, Wandern sind jedoch besonders wichtig, obwohl es diesen Typ Überwindung kostet. Viel Bewegung und Abwechslung sind für den Ernährungstyp im Tagesablauf zu empfehlen, da er sonst sehr schnell sehr träge werden kann. Lange, sitzende Tätigkeiten sollte er daher meiden.

Beschwerden bei Säure-Basen-Ungleichgewicht

Die Übersäuerungsprobleme beim Ernährungsnaturell entstehen durch eine langjährige Überlastung des Stoffwechsels. Das Körpergewicht ist in der Regel zu hoch, dadurch sind die Gelenke zu stark belastet. Sein Blut und sein Bindegewebe sind durch saure Schlacken in seiner Funktion beeinträchtigt, die Folge sind erhöhte Blutzuckerwerte, Diabetes, Fettstoffwechselstörungen, Muskelprobleme etc.

Ist das Ernährungsnaturell im Ungleichgewicht, so können weitere charakteristische Übersäuerungsprobleme, etwa in Form von Verschleimungskrankheiten (z. B. Nasennebenhöhlen, Bronchitis) auftreten, da durch den trägen Stoffwechsel die Entgiftung nicht richtig funktioniert. Außerdem sind Wasseransammlungen bei falscher Lebensweise üblich, wie z. B. schwere Beine, Übergewicht etc. Ebenso sind asthmatische Beschwerden, Diabetes, Bluthochdruck sowie Herz-Kreislauf-Erkrankungen, Unterfunktion der Schilddrüse und Nebenniere sowie Depressionen typisch für dieses Naturell.

Auf der geistigen Ebene fehlen den Ernährungstypen im Ungleichgewicht die notwendige Antriebskraft und der Mut, Veränderungen vorzunehmen.

Ernährungsnaturelle sind durch ihren schweren Körperbau ideal für Entsäuerungskuren geeignet. Fasten bringt ihnen Fitness, Gewichtsabnahme und optimale Blutwerte; der Stoffwechsel kommt wieder in sein Gleichgewicht. Die Entsäuerung ist bei diesem Naturell auf Entschlackung angelegt. Die Kost muss entwässernd sein, ohne dem Kapha-Typen seinen Genuss zu nehmen. Die Ernährung sollte wertvolle Kohlenhydrate, die langsam ins Blut übergehen, enthalten, z. B. Kartoffeln, Möhren, Kürbis, Vollwertbrot etc. Fett sollte in den Speisen eine untergeordnete Rolle spielen, da es den trägen Stoffwechsel zusätzlich verlangsamen würde. Ein angemessener Eiweißanteil durch fettarme Eiweißlieferanten wie Hülsenfrüchte, Getreide, Kartoffeln und Ei, Fisch, Huhn und Geflügel wirkt ausgleichend auf den Stoffwechsel, tierische Produkte sollten jedoch eine untergeordnete Rolle spielen.

**Das Leitthema des
Ernährungsnaturells zur Regulation
des Säure-Basen-Haushalts
heißt Anregung.**

Eigenschalten des Ernährungsnaturells

- eher mittelgroß
- kräftiger, schwerer Körperbau
- langsame Verdauung
- ausgeglichener Wärmehaushalt, Tendenz zu Kälte
- Tendenz zu glatter, fettiger Haut
- eher kräftiges, dunkles Haar
- ruhige, stabile Persönlichkeit
- Großzügigkeit
- Zufriedenheit
- Geduld
- Widerstandsfähigkeit
- seelische Stabilität

Das bringt das Ernährungsnaturell aus dem Gleichgewicht

- schweres, fettes Essen
- zu viel Zucker
- zu viel Alkohol
- zu süßes, zu saures oder zu salziges Essen
- zu viel Essen
- zu spätes Essen am Abend
- zu wenig Bewegung
- zu wenig Aktivität
- feuchtes oder kaltes Wetter
- zu viel Schlaf

Das Bewegungsnaturell, der Pitta-Typ

Bewegungstypen werden durch die Elemente Feuer und Erde dominiert. Sie sind deshalb sehr aktiv, temperamentvoll, leistungsfähig, aber auch leicht erregbar und schnell zu verärgern. Diese Menschen gehen Dinge mit einer großen Geschwindigkeit an, sie arbeiten sehr systematisch. Bewegungsnaturelle haben immer mehrere Projekte gleichzeitig im Kopf und übernehmen gerne Führungspositionen.

Pitta-Typen sind meist groß, markant, sportlich. Ihre Haut ist meist hell, aber gut durchblutet. Ihre Haare sind oft hell oder rötlich, seidig glänzend. Bewegungsnaturelle besitzen einen sehr starken Hunger und haben eine optimale Verdauung, daher keine Gewichtsprobleme. Durch ihre Hitze ist ihnen auch immer warm, selbst im Winter frieren sie nicht.

Die Übersäuerung hat beim Pitta-Typen andere Ursachen als bei anderen Naturellen. Er hat ein leidenschaftliches, feuriges und willensstarkes Temperament. Er wird die ersten Übersäuerungsreaktionen nicht ernst nehmen, da er die Zipperlein mannhaft erträgt und nicht beachtet. Auf die Empfehlungen anderer, etwas zu verändern, hört er ungern. Menschen mit Wehwehchen verachtet er. Da er dem Essen keinen besonderen Stellenwert zuordnet, ernährt er sich oft von Fertigprodukten, Fastfood und allen Gerichten, die schnell zu verspeisen und schnell zu bekommen sind. Er liebt alles, was scharf und deftig schmeckt und übertreibt es über Jahre hinweg mit Säure bildenden Lebensmitteln.

Speisen und Aktivitäten, die guttun

Bewegungsnaturelle sollten die Geschmacksrichtungen süß, bitter und herb bevorzugen, alles was kalt, schwer und trocken ist, gleicht das Naturell aus. Ungünstig wirken die Geschmacksrichtungen scharf, sauer und salzig sowie alle Eigenschaften, die heiß, leicht und ölig wirken.

Durch die starke Verdauungsleistung können sie große Mengen an Salat und süßen Früchten essen. Sehr scharfe Gewürze, fettiges, saures und salzreiches Essen sollten gemieden werden, da damit das Temperament der Bewegungstypen noch mehr angespornt wird. Besser geeignet sind bittere und herbe Lebensmittel wie Hülsenfrüchte, Gemüse, Salate und Getreide.

Sportliche Aktivitäten sind für diesen Typ lebenswichtig; ideal sind Joggen, Skifahren, Reiten und Ausdauersport jeder Art. Sie müssen jedoch auf das richtige Maß von Aktivität und Erholung achten. Ihre unbegrenzte Energie kann leicht zur Überforderung führen.

Beschwerden bei Säure-Basen-Ungleichgewicht

Besonders Entzündungen und Magenprobleme in Form von Sodbrennen sind erste Anzeichen einer Pitta-Störung. Wenn das Naturell dieser Menschen zur sauren Seite verschoben wird, neigen Sie außerdem zu Gelenkproblemen, Arthrose, Sodbrennen, Hautproblemen und Entzündungen. Das Gesicht erhält einen gelben Teint, schlechte Leberwerte, Schlafstörungen und starkes Schwitzen sind erste Symptome einer Säure-Basen-Störung. Auf der geistigen Ebene sind Bewegungstypen ungeduldig, schnell gestresst und sehr kritisch, wenn ihr Naturell im Ungleichgewicht ist.

Leitthema zur Regulation des Säure-Basen-Haushalts für diesen Typ heißt Mäßigung, d. h. sich für Aktivität Zeit und Ruhe nehmen.

Eigenschaften des Bewegungsnaturells

- eher groß
- muskulöser, sportlicher Körperbau
- großer Hunger, starke Verdauung
- innere Hitze, immer warm
- Tendenz zu empfindlicher Haut, Sommersprossen
- eher dünnes, rötlich/blondes Haar, ergrauen früh
- starke, selbstbewusste Persönlichkeit
- temperamentvoll, ungeduldig
- Mut, Stärke
- Organisationstalent
- Vielseitigkeit, Perfektionist
- guter Redner

Das bringt das Bewegungsnaturell aus dem Gleichgewicht

- Zeitdruck und Stress
- zu viele Aktivitäten
- Maßlosigkeit, insbesondere zu viel Kaffee, Fleisch, Alkohol, Nikotin, Süßigkeiten
- Bewegungsmangel
- zu salziges, scharfes oder saures Essen
- zu deftiges Essen, Fastfood, Fertiggerichte
- zu viel Sonne und heißes Wetter
- Auslassen von Mahlzeiten

Das Empfindungsnaturell, der Vata-Typ

Diese Typen werden von den Elementen Äther und Luft dominiert. Sie reagieren sehr schnell und sehr sensibel auf ihre Umwelt. Veränderungen bedeuten für das Empfindungsnaturell meist Stress. Begeisterung und Enttäuschung wechseln sehr oft. Spontane Entscheidungen aus dem Bauch heraus sind typisch für diesen Typ.

Empfindungsnaturelle sind meist klein, haben einen leichten Körperbau und ein geringes Gewicht. Sie neigen zu Blässe und trockener Haut und Haaren. Der Haarwuchs ist fein und zart. Diese Typen sind kreativ und flexibel, sie besitzen einen wachen Verstand und sind oft helfend, künstlerisch oder schöpferisch tätig. Sie brauchen wie kein anderes Naturell eine schöne Umgebung und freundliche Menschen, um sich wohl zu fühlen. Ihr Hungergefühl ist unregelmäßig. Körperlich vertragen diese Menschen warmes und feuchtes Wetter gut, bei kaltem und trockenem Wetter fühlen sie sich unwohl. Der Schwachpunkt ist die unregelmäßige Verdauung, besonders der Dickdarm. Übersäuerung ist oft Ausdruck einer langjährigen Magen-Darm-Schwäche. Basen bildende Mineralien werden unzureichend über den Darm ins Blut aufgenommen, das Essen wird im Darm schlecht aufgeschlossen. Die Folge sind Blähungen und Verstopfung als erste Säure-Basen-Störung.

Speisen, die guttun

Die Verdauungsleistung von Empfindungsnaturellen ist gering und unregelmäßig, sodass ihnen ein Speiseplan mit großen Mengen an Rohkost langfristig Probleme bereitet. Sie sollten besser leicht gedünstete, warme Speisen (Gemüse, Gemüsesuppen, Gemüseaufläufe etc.) verzehren. Empfindungstypen sollten darüber hinaus salzige, saure (z. B. Sauerkraut, Obstessig) und süße (z. B. süßes Obst, Reis, Süßkartoffeln, Süßspeisen) Gerichte bevorzugen. Wärmende Gewürze wie z. B. Ingwer, Kurkuma, Koriander, Zimt, Pfeffer sind empfehlenswert. Ungünstig sind die Geschmacksrichtungen scharf, bitter und herb sowie alles, was das Naturell leicht, trocken und kalt werden lässt.

Als sportliche Aktivitäten sind z. B. Spaziergänge, Radfahren, Schwimmen oder Nordic Walking ideal, aber in nur geringem Maße als Ausdauersport. Denn Empfindungstypen sind relativ schnell erschöpft und frieren leicht.

Beschwerden bei Säure-Basen-Ungleichgewicht

Empfindungsnaturelle im Ungleichgewicht neigen zu Verstopfung und Blähungen. Aber auch Kopfschmerzen, Migräne, Muskelverspannungen, Schwindelgefühle und schnelles Frieren sind die Ursache in einer Naturell-Störung. Ängste, Übersensibilität und Ruhelosigkeit, ein nervöser Magen und eine sehr trockene Haut können ebenfalls auftreten. Die Haut ist das wichtigste Organ beim Vata-Menschen, er ist empfindsam und möchte berührt werden. Aus dieser Empfindlichkeit entstehen im Ungleichgewicht Angst, Nervosität, Sorgen, Schlafstörungen, Gewichtsabnahme, nervöse Herzbeschwerden und Schmerzen jeder Art. Massagen wirken hier ausgleichend. Eine Entsäuerung muss beim Empfindungsnaturell behutsam und sanft durchgeführt werden, besonders der Magen-Darm-Trakt muss durch eine wärmende Kost gestärkt und unterstützt werden.

Das Leitthema zur Regulation des Säure-Basen-Haushalts heißt Regelmäßigkeit – in Bezug auf Tagesrhythmus, regelmäßige warnte Mahlzeiten, Pausen, frühes Zubettgehen.

Eigenschaften des Empfindungsnaturells

- eher klein
- schlanker, zierlicher Körperbau
- unregelmäßig Hunger, unregelmäßige Verdauung
- Tendenz zum Frieren
- Tendenz zu trockener Haut
- eher trockenes, braunes Haar
- sensible, herzliche Persönlichkeit
- fürsorglich, mitfühlend
- spontanes Handeln
- Kreativität
- Sprachgewandtheit
- künstlerisch, musisch oder sozial interessiert

Das bringt das Empfindungsnaturell aus dem Gleichgewicht

- bittere, herbe und scharfe Lebensmittel
- Süßwaren, Backwaren, Limonaden
- zu wenig Flüssigkeit
- kaltes Essen, zu viel rohes Obst
- Salate und kalte Getränke
- unregelmäßiges Essen
- unregelmäßiger Tagesablauf, wenig Schlaf
- psychische Belastungen
- unfreundliche Umgebung und Atmosphäre

Mischnaturelle

Neben den drei vorausgehend vorgestellten Naturellen gibt es noch die Mischtypen. Sie vereinen in der Regel zwei Naturelle in sich und stehen demnach abwechselnd oder gleichzeitig unter dem Einfluss des einen oder anderen Typs.

Folgende Mischtypen sind möglich
- Ernährungs-Empfindungsnaturell (Kapha-Vata-Naturell)
- Ernährungs-Bewegungsnaturell (Kapha-Pitta-Naturell)
- Bewegungs-Empfindungsnaturell (Pitta-Vata-Naturell)

Auch hier gibt es individuelle typgerechte Empfehlungen zur Ernährung und zur Lebensweise. Lesen Sie bitte die Auswertungen Ihrer beiden Haupt-Typen, wenn Sie ein Mischtyp sind.

Beispielsweise können Sie bei einer Mischung aus Ernährungs- und Bewegungsnaturell (Kapha-Pitta) gleichzeitig oder abwechselnd sowohl unter dem Einfluss von Pitta (Dynamik) als auch unter dem Einfluss von Kapha (Stabilität) stehen. Diese Kombination ist typisch für Athleten, Menschen in Führungspositionen wie Freiberufler und Manager. Bei den Rezepten zur basischen Entsäuerungswoche können Sie dann sowohl auf die Kapha-Rezepte als auch auf die Pitta-Rezepte zurückgreifen. Ebenso haben Sie bei den Empfehlungen zur intensiven Entsäuerung als typgerechtes Fasten die Möglichkeit, nach beiden Naturellen zu fasten.

Auch Mischtypen aus Ernährungs- und Empfindungsnaturell oder aus Bewegungs- und Empfindungsnaturell können sowohl die Rezepte für das eine als auch die für das andere Naturell auswählen.

Optimale Ernährung, die dem Darm guttut

Falls Sie unsicher sind, welche Ernährung Sie bei einem Mischtyp praktizieren sollen, halten Sie sich an folgende Faustregel:

Versuchen Sie immer, Ihren Magen-Darm-Trakt zu stärken.

Sind Sie beispielsweise ein Bewegungs-Empfindungsnaturell und haben große Magen-Darm-Probleme, dann orientieren Sie sich an der Entsäuerung für das Empfindungsnaturell, auch wenn Sie sehr viele Bewegungsmerkmale besitzen. Denn eine hauptsächlich vegetarische Kost mit überwiegend gedünsteten Speisen und nur wenig isoliertem Zucker ist leicht verdaulich, stärkt und beruhigt die Verdauung, gleicht Ihre momentane Schwachstelle aus.

Mehr Leistung durch
Säure-Basen-Regulation

Verdauung, Wärmehaushalt, Ausscheidung plus Stoffwechsel und Fettspeicherung, also Gewicht, werden vom Säurewert im Körper reguliert, dem pH-Wert. Dieser pH-Wert wird erheblich durch die Ernährung beeinflusst. Eine Basen bildende typgerechte Ernährung sorgt für einen Ausgleich der Schwachstellen und harmonisiert die Stoffwechselabläufe.

Im Folgenden wird der individuelle Säure-Basen-Stoffwechsel erklärt, mit wertvollen Tipps für Ihr Naturell. Daran anschließend finden Sie die Einteilung der Lebensmittel in Säure bildende, neutrale und Basen bildende. Denn nur wenn Sie Ihr Naturell kennen und die Lebensmittel, die optimal für Ihren Typ sind, können Sie typgerecht entsäuern.

pH-Wert im Säure-Basen-Haushalt

Ein Maß für den Status des Säure-Basen-Haushalts ist der pH-Wert, auch Säurewert genannt. Flüssigkeiten mit pH-Werten von 0 bis 6,9 sind sauer, ein pH-Wert von 7 ist neutral und Flüssigkeiten mit pH-Werten über 7 sind basisch.

Unser Blut hat, dank seiner ausgezeichneten Puffersysteme, einen Säurewert über 7, ist also basisch. Unser gesamtes

Leben läuft dementsprechend im basischen Bereich ab. Säuren und Basen neutralisieren sich gegenseitig. Sie reagieren zu Salz und Wasser, das Salz wird über die Nieren ohne Probleme ausgeschieden. Sind Säuren und Basen im Stoffwechsel ausreichend vorhanden, ist der Säure-Basen-Haushalt ausgeglichen. Fehlt es jedoch an Basen, z.B. durch falsche Ernährung, können die Säuren nicht neutralisiert werden. Die Folge ist, dass sie im Gewebe an Mineralien (z.B. Kalzium, Kalium) oder an die Gewebefasern gebunden und zwischengelagert werden. Diese so genannten Schlacken blockieren langfristig den Stoffwechsel.

Säuren können also unsere Leistung einschränken, wenn sie verstärkt vorkommen und durch Basen nicht (mehr) neutralisiert werden können.

Wenn in den einzelnen Organen und Körperflüssigkeiten die Säurewerte stimmen (siehe den Kasten unten), dann arbeiten die Enzyme und Hormone am besten, verlaufen alle Stoffwechselreaktionen optimal. Sie fühlen sich vital und leistungsfähig. Kann jedoch der pH-Wert beispielsweise im

Säurewert verschiedener Organe und Körperflüssigkeiten

kapillares Blut	7,35–7,45	Bauchspeichel	7,5–8,5
venöses Blut	7,0–7,38	Galle	7,4–7,7
Muskelgewebe	6,9	Dünndarmsaft	8
Bindegewebe	7,09–7,29	Dickdarm	5,5–6,5
Speichel	>7	Fruchtwasser	8–8,5
Magensaft	1–4	Urin	5–8

Info

Grundsätzlich gilt: Je schlechter die Ernährung ist und je weniger auf die typgerechte Ernährung geachtet wird, desto mehr Säuren werden gebildet. Aber auch synthetische Medikamente, seelische Probleme, Stress, Fehlstellungen der Wirbelsäule, Umweltbelastungen, besonders Schwermetalle, Rauchen, chronische Krankheiten und Leistungssport kippen das Säure-Basen-Gleichgewicht ins Saure.

Magen-Darm-Trakt nicht eingehalten werden, so entstehen Verdauungsprobleme in Form von Blähungen, Durchfall, Völlegefühl etc. Alle gesundheitlichen Beschwerden von A wie Allergien bis Z wie Zöliakie sind in der Regel auf Störungen im Säure-Basen-Haushalt zurückzuführen.

Woher kommen nun die Säuren, die unseren Säure-Basen-Haushalt aus dem Gleichgewicht bringen können? Zum einen werden durch die Verstoffwechslung der Nahrung Säuren gebildet, zum anderen liefert die Nahrung direkt organische oder anorganische Säuren.

Körpereigene Säuren im Organismus

In unserem Körper kommen von Natur aus verschiedene Säuren vor:

- Milchsäure, gebildet z. B. durch Muskeltätigkeit
- Kohlensäure in der Atemluft

- Säuren im Darm, gebildet durch Gärung und Fäulnis
- Magensalzsäure, gebildet durch die Belegzellen des Magens
- Säuren aus der Verstoffwechslung von Eiweiß, Fetten und Kohlenhydraten mit dem Ziel, Energie zu produzieren (wobei Kohlendioxid und Wasser entstehen).

Und so wird unser Körper überschüssige Säuren wieder los:
- durch die Ausscheidung von Säuren über die Nieren
- durch Ausscheidung über die Lunge
- durch die Bindung von Säuren an Mineralien und die Ablagerung als saure Salze (Schlacken) in Bindegewebedepots, z.B. im Muskel- oder Fettgewebe.

In einem ausgeglichenen Säure-Basen-Haushalt werden die Stoffwechselsäuren neutralisiert und über die Lunge und Nieren ausgeschieden. Dieser Säurestoffwechsel ist zwar bei jedem Naturell unterschiedlich ausgeprägt, und die Stoffwechselreaktionen laufen je nach Typ unterschiedlich schnell ab. Für alle Naturelle aber ist die richtige, Basen bildende Ernährung wichtig, um den Säure-Basen-Haushalt auszugleichen und um die Schwachstellen zu verbessern. Egal welches Naturell, eine zu hohe Zufuhr an Säuren durch die Nahrung ist über Jahre nicht zu kompensieren. Selbst ein starkes Naturell, wie der Mischtyp Ernährung-Bewegung, muss seine Säurezufuhr einschränken oder aber die Säuren durch Entsäuerungsmethoden wie Bewegung, Darmsanierung, typgerechtes Fasten etc. regelmäßig ausscheiden. Nur so können die Stärken des eigenen Naturells gelebt werden, nur so kann der Stoffwechsel im Gleichgewicht bleiben.

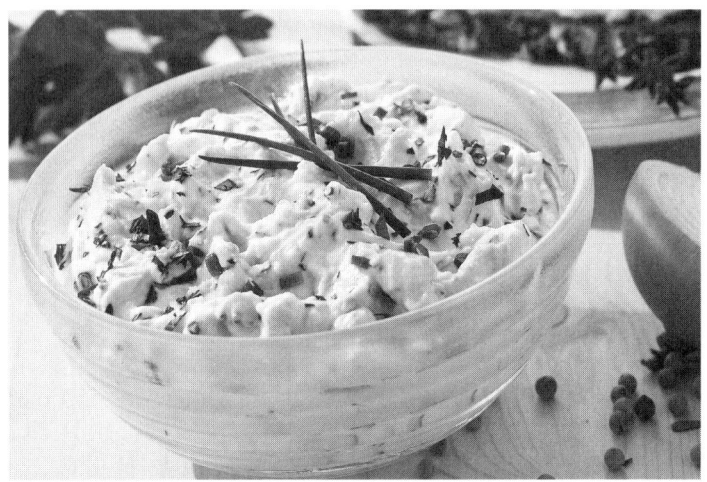

Ein Basen bildendes Müsli zum Start in den Tag – hier einmal pikant mit Schnittlauch gewürzt – macht lange satt.

Über die Nahrung aufgenommene Säuren

Schwefelsäure und Harnsäure stammen aus tierischem Eiweiß (Fleisch, Fisch, Geflügel, Käse, Quark, Eier, Milch etc.). Fisch allerdings enthält weniger Fett als Fleisch und zudem gute Fette (Omega-3-Fettsäuren) und ist leichter verdaulich. Essen Sie nicht täglich Fleisch! Beim Käse ist Hartkäse stärker Säure bildend als Weich- oder Frischkäse. Verfeinern Sie Ihren Quark mit vielen frischen Kräutern, so wird er basisch. Joghurt enthält wenig Eiweiß und ist als Erstes zu empfehlen. Kombinieren Sie zu Fleisch oder Fisch immer basisches Gemüse.

- Salpetersäure ist in gepökelten Fleischprodukten vorhanden.
- Chlorogensäure gelangt mit Kaffee in den Körper. Normaler Kaffee ist stark Säure bildend. Es gibt jedoch auch säurefreien Kaffee. Davon können Sie gerne ein Tässchen täglich genießen. Dieser Kaffee schmeckt hervorragend und führt Ihnen keine Säuren zu.
- Essigsäure und Buttersäure werden nach dem Verzehr von Zucker gebildet, besonders aus isoliertem Zucker (Süßigkeiten, Limonaden, Backwaren). Alles Süße führt zu Blähungen im Darm, langfristig zu Gefäßproblemen. Genießen Sie zu besonderen Anlässen daher idealerweise selbst gemachte Süßwaren, z. B. Vollwertkuchen. Finger weg von fertig gekauften Naschereien. Sie erhöhen den Insulinspiegel und den Blutzuckerspiegel. Sie blockieren die Fettverbrennung und führen langfristig zur Gewichtszunahme.
- Ameisensäure und Essigsäure verursachen den Kater nach Alkoholgenuss. Sie spüren die Essigsäure an der Schwere der Muskulatur am anderen Morgen. Es dauert eine Zeit,

Tipp

Durch eine einwöchige Fastenkur ist es schon sehr vielen Menschen in unserem Fastenwanderzentrum gelungen, mit dem Rauchen aufzuhören. Wenn Sie den Entschluss gefasst haben und wirklich mit dem Rauchen aufhören wollen, dann tun Sie dies idealerweise in der Kombination mit Fasten – so nehmen Sie gleichzeitig noch bis zu sechs Kilogramm ab.

bis der Körper die Essigsäure ausgeschieden hat. Sie können die säurebedingten Nachwirkungen von Alkoholgenuss mindern, wenn Sie zu alkoholischen Getränken gleichzeitig reichlich Wasser trinken.

• Ketosäuren werden aus gesättigten Fettsäuren in der Nahrung geliefert, beispielsweise aus raffinierten Speiseölen.

• Distelöl, Sonnenblumenöl sowie Maiskeimöl haben einen hohen Anteil an Omega-6-Fettsäuren. Diese mehrfach ungesättigten Fettsäuren werden zu Arachidonsäure verstoffwechselt, die Entzündungen im Körper auslösen kann. Setzen Sie daher bei der Speisenzubereitung besser auf Olivenöl, Leinöl, Sojaöl, Rapsöl und Butter, verzichten Sie auf herkömmliche Margarine.

• Apfelsäure, Zitronensäure, Chinasäure, Fumarsäure, Bernsteinsäure gelangen durch den Verzehr von – insbesondere unreifem – Obst in den Körper. Diese Säuren sind auch bei starken Darmstörungen problematisch. Reifes Obst ist allerdings bei einem gesunden Stoffwechsel immer Basen bildend.

• Phosphorsäure wird u. a. in hohen Mengen über Limonaden- und ähnliche Erfrischungsgetränke aufgenommen, diese Getränke sind in doppelter Hinsicht schlecht, da sie außerdem überreichlich Zucker enthalten.

• Salzsäure in Magen und Gewebe entsteht durch Stress, Wut, Ärger und Angst. Die Bildung von Salzsäure wird darüber hinaus auch durch Zigarettenrauchen gefördert.

Viel Eiweiß, viele Säuren

Das grundlegende Problem der heutigen Säure bildenden Lebensweise ist der signifikant hohe Konsum an tierischem Eiweiß in Form von Fleisch, Geflügel, Fisch, Wurst, Milch und Milchprodukten (Käse, Quark, etc.) sowie Eiern. Die großen Mengen an Phosphor- und Schwefelsäuren, die nach der Verstoffwechslung entstehen, übersäuern den Körper. Ebenso ist die mit den genannten Lebensmitteln verbundene hohe Harnsäurezufuhr für den Körper problematisch. Die Ausscheidung der Harnsäure durch die Nieren erfordert eine starke Basenreserve, die in der heutigen Kost bei den meisten Menschen nicht vorhanden ist. Nicht zuletzt führen die hohen Mengen an in den genannten Lebensmitteln ebenfalls enthalte-

Tipp

Ernähren Sie sich am besten überwiegend vegetarisch, dies ist ideal für einen gesunden Säure-Basen-Haushalt. Nur das Empfindungsnaturell und das Empfindungs-Bewegungs-Naturell sollten regelmäßig geringe Mengen an tierischem Eiweiß zuführen. Leicht verdauliche Fisch- oder Geflügelgerichte, aber auch vereinzelt Milchprodukte wirken für diese Naturelle optimal ausgleichend auf den Stoffwechsel. Falls Sie eine vegetarische Ernährung bevorzugen, so kombinieren Sie öfter Kartoffeln und Ei sowie Getreide und Hülsenfrüchte zu einer Mahlzeit, das liefert dem Körper bestverwertbares Eiweiß.

ner Arachidonsäure zu Entzündungen. Die Eiweißaufnahme liegt in Deutschland aktuell bei etwa 100 Gramm Eiweiß pro Tag. Empfohlen wird eine Aufnahme von ca. 50 Gramm pro Tag (Deutsche Gesellschaft für Ernährung, DGE), die vollkommen ausreicht. Nicht selten essen heutzutage viele ca. 300 Gramm pro Tag an Eiweiß, also die sechsfache Menge der Empfehlungen, und dies 20 oder 30 Jahre lang. Stellt sich die Frage: Wie wird der Körper dieses überschüssige Eiweiß wieder los? Was passiert mit den hohen Mengen an Phosphor-, Schwefel- und Harnsäuren, die ausgeschieden und neutralisiert werden müssen?

Diese Säuren werden im Bindegewebe zwischengelagert, da sie nicht vollständig über die Nieren ausgeschieden werden können. Aus dem Zwischenlager im Gewebe wird aber meist ein Endlager, wenn täglich so hohe Mengen an Eiweiß verzehrt werden. Das Bindegewebe fungiert so als Eiweiß- und Säurespeicher und blockiert damit die Nährstoffversorgung vom Blut in die Zellen.

Säure bildend, neutral, Basen bildend

Säure bildende Lebensmittel

Fleisch, Wurst, Fisch, Eier, Quark, Käse, Milch und Milchprodukte (z. B. Käse, Joghurt in hohen Mengen), Geflügel, Limonade, Kaffee, schwarzer Tee, Alkohol (Bier, Wein etc.), Fertigprodukte (Dosenkost, Mikrowellenmenü etc.), raffinierte Fette, Zucker (Süßwaren, Backwaren, Limonade), Fastfood (Hamburger, Hotdogs etc.), Lightprodukte, Fertigwürzmittel.

Neutrale Lebensmittel

Butter, Sahne, saure Sahne, Buttermilch, native Öle (extra vergine), frische Kräuter und Gewürze, Wasser ohne Kohlensäure, säurefreier Kaffee.

Basen bildende Lebensmittel

Kartoffeln, Gemüse, Salate, milchsaures Gemüse (z. B. Sauerkraut), frisch gepresste Gemüsesäfte, Getreide, gutes Brot (z. B. Dinkel- oder Roggensauerteigbrot), Nudeln, Reis, Obst im reifen Zustand, Gemüsesuppen, Trockenfrüchte, Hülsenfrüchte.

Die 70-30-Regel

Prinzipiell kann ein einziges Lebensmittel den Körper nicht übersäuern. Die Summe aller Säure bildenden Faktoren entscheidet über eine saure oder basische Reaktionslage des Körpers.

Essen Sie von den Säure bildenden Lebensmitteln nur 30 % am Tag und von den Basen bildenden Lebensmitteln 70 % am Tag.

Verzichten Sie auf Fastfood und Fertiggerichte. Verboten sind auch Lightprodukte, z. B. Limonaden in der Lightvariante, und alle Fertigwürzmittel, die bekanntlich Glutamat enthalten. Dann bleibt Ihr Säure-Basen-Haushalt im Gleichgewicht. Praktizieren Sie zudem die typgerechten Empfehlungen, dann ist Ihre Säure-Basen-Regulation optimal.

Die Regulationsorgane

Alle Lebensmittel, die Sie essen, müssen von den Verdauungsorganen verarbeitet und von der Niere ausgeschieden werden. Je nach Art der Nahrung gelingt dies mal besser, mal schlechter. Je mehr Sie die Lebensmittel auswählen, die gut für Ihr Naturell sind, desto reibungsloser funktioniert Ihr Stoffwechsel. Deshalb soll hier die Funktion der Verdauungsorgane und wichtigen Regulationsorgane im Säure-Basen-Haushalt vorgestellt werden.

Das Blut

Das Blut ist das Transportmittel unseres Körpers und bringt die lebensnotwendigen Stoffe, wie z.B. Vitamine, Mineralien, Nährstoffe und Sauerstoff in die Zellen. Ebenso reinigt es den Stoffwechsel, es befördert Abfallstoffe zu den Nieren und Kohlensäure zur Lunge. Das Zusammenwirken verschiedener Säurepuffersysteme im Blut garantiert einen Blut-pH-Wert zwischen 7,35! und 7,45. pH-Werte unter 7,0 und über 7,8 sind mit dem Leben nicht mehr vereinbar.

Jede zu starke Säurebelastung wird im Blut gepuffert, eine Übersäuerung des Blutes existiert demzufolge nicht. Wir meinen immer die Übersäuerung im Gewebe, wenn wir vom Säure-Basen-Haushalt sprechen.

Info

Besonders Empfindungsnaturelle (Vata-Typen) haben eine sehr schwache Aufnahme von wertvollen Mineralien über den Darm. Sie sollten deshalb die Lebensmittel schonend gekocht und warm zuführen, da dann die Mineralien leichter vom Darm aufgenommen werden können. Aber auch Bewegungsnaturelle, die über Jahre große Mengen an Säuren durch die Kost zuführen, gleichzeitig viel Stress haben, kommen in einen Mineralienmangel. Sie leiden dann unter Haarausfall, ergrauen sehr früh und bekommen Arthrose.

Mineralien als Säurepuffer

Die Mineralien Kalzium, Magnesium, Natrium, Kalium und Eisen sind notwendig, damit die Säurepuffersysteme ihre Funktion optimal entfalten können. Mineralien sind in der Lage, Säuren zu binden und zu neutralisieren. Diese Mineralien kann der Körper jedoch nicht selber produzieren, sie müssen mit der Nahrung zugeführt werden. Werden zu viele Säuren gebildet bzw. zugeführt, muss der Körper auf Mineralien aus seinen Depots zurückgreifen, diese sind beispielsweise die Haarwurzeln, die Fingernägel oder das Knochensystem.

Haben Sie auch dünnes, sprödes Haar oder brüchige Fingernägel? Dies sind erste Übersäuerungssymptome. Dann fehlen Ihrem Stoffwechsel die wichtigen Basen bildenden Mineralien. Durch unser individuelles Entsäuerungssalz werden die Basen dem Blut zugeführt und die Säuren neutralisiert.

Wasser zum Ausschwemmen von Schlacken

Die Fähigkeit, das Blut zu reinigen, ist bei den unterschiedlichen Typen unterschiedlich ausgeprägt. Besonders wichtig ist aber für alle Naturelle, dass der Körper über genügend Wasser verfügt. Sonst wird das Blut dickflüssig und erreicht die feinsten Kapillaren nicht mehr. Dann werden die Zellen

Blutzellen – verformbare Sauerstofflieferanten

Wenn das Blut einmal ins Stocken gerät, weil sich zu viele Säuren und Schlacken darin befinden, ist es sehr zähflüssig und die Zellen werden unzureichend mit Nährstoffen versorgt. Sie können es jedoch durch wertvolle, Basen bildende Kost und reichlich Wasser wieder zum Fließen bringen. Dass Blut aber selbst durch die winzigsten Blutgefäße fließen kann, liegt auch daran, dass die roten Blutkörperchen sich verformen und so die kleinsten Kapillarzellen passieren und die dortigen Zellen mit Sauerstoff versorgen.

Ist jedoch zu viel Säure im Blut, verlieren die roten Blutkörperchen die Fähigkeit, sich zu verformen, die Zellen werden unzureichend mit Sauerstoff versorgt. Man fühlt sich in der Folge müde und energielos. Besonders Ernährungsnaturelle und Bewegungstypen, die reichlich und viel essen, haben ständig zu viele saure Schlacken im Blut. Bei ihnen wird die Sauerstoffversorgung der Zellen über die Jahre immer schlechter, sodass sie sich oftmals nach dem Essen schwer und müde fühlen.

nur unzureichend mit Nährstoffen versorgt und umgekehrt Abfallstoffe nicht mehr gut abtransportiert. Alle Typen sollten daher ausreichend Wasser trinken. Grundregel: Pro Kilogramm Körpergewicht täglich mindestens 20 Milliliter Wasser ohne Kohlensäure. Das bedeutet für eine 70 Kilogramm schwere Person 1,4 Liter Wasser pro Tag, ohne Kaffee, ohne Tee, ohne Alkohol.

Der Magen

Die Belegzellen der Magenschleimhaut produzieren nicht nur Salzsäure, sondern gleichzeitig aus Kohlensäure, Wasser und Kochsalz das Natriumbikarbonat. Dieses Bikarbonat geht direkt ins Blut und stellt das wichtigste Säurepuffersystem dar. Es wird den basischen Verdauungsorganen zur Bildung basischer Verdauungssäfte geliefert (siehe Seite 67, »Die Verdauungsorgane«).

Magensäureunterfunktion

Fallen die Belegzellen des Magens aus, wird nicht nur zu wenig Magensäure, sondern auch nicht ausreichend Natriumbikarbonat (Basen) produziert. Dies hat langfristig zur Folge, dass die Verdauungsleistung nachlässt und sich Verdauungsprobleme einstellen können (z.B. Verstopfung, Blähungen, Blähbauch etc.). Besonders problematisch bei einer Magensäureunterfunktion ist, dass das Nahrungseiweiß im Magen unzureichend aufgeschlossen wird. Es gelangt dann unver-

Info

Vor allem Empfindungsnaturelle (Vata-Typen), aber auch Ernährungsnaturelle (Kapha-Typen) haben eine schwache Magensäureproduktion. Sie benötigen Bitterstoffe, um die träge
Verdauung anzuregen. Bitterstoffe, wie z. B. ein Magentee mit
Enzian, Wermut etc. über 14 Tage getrunken, können helfen,
den schwachen Magen anzuregen. Außerdem sollten die Speisen bevorzugt leicht gedünstet sein, Rohkostsalate können
nach Gefühl und Lust vor der Hauptmahlzeit verzehrt werden.
Verdauungsanregende Gewürze wie Ingwer, Kurkuma, Kardamom und schwarzer Pfeffer helfen, die Magensäureproduktion zu steigern. Hilfreich ist auch, ein Glas gekochtes Wasser
mit Ingwerstückchen – noch warm – vor der Hauptmahlzeit
zu trinken, dies wärmt den Stoffwechsel und regt die Verdauungsdrüsen an.

arbeitet in den Dickdarm und führt zu Fäulnisreaktionen.
Als Folge werden biogene Amine wie z. B. Histamin, Tyramin,
Tryptamin gebildet, die über den Darm-Leber-Kreislauf in das
Blut und somit in den Körper gelangen. Allergische Reaktionen, Kopfschmerzen etc. können die Folge sein. So ist auch
zu erklären, warum Empfindungsnaturelle verstärkt zu Allergien, Kopfschmerz und Migräne neigen. Typgerechtes Fasten
kombiniert mit einer anschließenden typgerechten Ernäh-
rungsumstellung hilft meist, die Intensität des Kopfschmer-
zes zu reduzieren, bei manchen verschwinden die Symptome sogar ganz.

Magensäureüberproduktion

Zu viel Magensäure wird – als Nebeneffekt – dann produziert, wenn der Stoffwechsel mehr Basen benötigt. Die Belegzellen der Magenschleimhaut bilden Basen für das Blut und die Verdauungsorgane, gleichzeitig aber auch mehr Säure. Besonders Bewegungsnaturelle neigen bei Übersäuerung stark zu Magenproblemen mit Sodbrennen und Gastritis. In diesem Fall sollten die sauren Speisen, wie beispielsweise Kaffee, saure Früchte und Wein sowie Säure bildende Lebensmittel wie isolierter Zucker und tierisches Eiweiß unbedingt reduziert werden. Ebenso kann die Magensäure durch basische Mineralien, mit Kartoffelsaft, grüner Heilerde oder zeitweise der direkten Gabe von puffernden Basenpräparaten neutralisiert werden. Empfindungsnaturelle haben ebenfalls oftmals Magenbeschwerden. Hier äußern sich die Symptome jedoch nicht in Form von Sodbrennen, sondern als Magendruck und Übelkeit. Besonders Sorgen, Ärger und Kummer schlagen ihnen zusätzlich auf den Magen.

Die Verdauungsorgane

Die Verdauung und die Säure-Basen-Verhältnisse im Darm werden sehr stark von den Verdauungssäften des Magens, der Galle, der Bauchspeicheldrüse und des Dünndarms beeinflusst: Unser Stoffwechsel produziert täglich 0,5 bis 1,5 Liter Gallensaft, ca. 1 Liter Bauchspeicheldrüsensaft und 3 Liter Dünndarmsaft.

Während sich der pH-Wert im Magen zwischen 1 und 4 bewegt, liegen die optimalen Säure-Basen-Werte im oberen Dünndarm im basischen Bereich, also bei pH-Werten um 8. Dafür muss der sehr saure Speisebrei aus dem Magen mit reichlich basischem Saft der Bauchspeicheldrüse vermengt werden. Falls die Bauchspeicheldrüse – und auch die Galle – nicht ausreichend basische Säfte bereitstellen können, kann es zu Völlegefühl und einer längeren Verweilzeit des Speisebreis im Dünndarm kommen.

Gallen- und Leberfunktionsstörungen

Die Qualität der Galle wiederum ist von einem gut funktionierenden Leberstoffwechsel abhängig, die in der heutigen Zeit oftmals in ihrer Entgiftungsfähigkeit überfordert ist. Stress und Ärger verändert die Qualität des Gallensaftes, was eine Über- oder Unterfunktion der Galle zur Folge haben kann. Die Überaktivität der Galle führt zu Durchfällen, das ist besonders bei Bewegungsnaturellen der Fall. Ihre Leber arbeitet auf Hochtouren, da diese Leistungstypen neben einer reichhaltigen Nahrungszufuhr auch sportlich sehr aktiv sind und beruflich meist sehr viel Stress haben. So kommt ihr Leberstoffwechsel nicht zur Ruhe. Und das kann langfristig immer Auswirkungen auf den Magen-Darm-Trakt (Durchfall, breiiger Stuhl, Entzündungen etc.) haben. Neigen Sie zu Sodbrennen, Druckschmerz auf der rechten Bauchseite, leichten Durchfällen und vereinzelten Gelenkschmerzen, dann funktioniert Ihr Leber-Galle-System nicht optimal, und Sie sollten Ihren Stoffwechsel umstellen und typgerecht entsäuern.

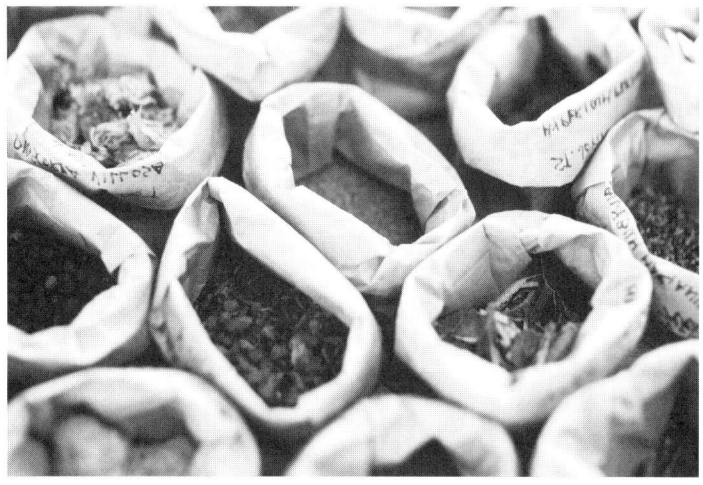

Viele Gewürze haben eine direkte Wirkung auf die Verdauungssäfte, z. B. Kurkuma, Chili, scharfes Paprikapulver.

Zu wenig Bauchspeicheldrüsensaft

Eine verminderte Gallenproduktion in Kombination mit einer verminderten Produktion der Bauchspeicheldrüse führt zu hellem Stuhl und Verstopfung, zeitweise auch zu Blähungen mit Blähbauch. Dies kommt verstärkt bei Empfindungstypen, aber auch bei Ernährungsnaturellen vor. Empfindungsnaturelle haben eine geringere Leistung der Verdauungsdrüsen durch ihren zarten, kleinen Körperbau. Dies bedingt langfristig eine schlechte Aufschließung der Speisen, besonders, wenn zu schwer verdauliche Nahrung, wie rohe Salate am Abend oder Vollkornprodukte in Kombination mit Obst (Frischkornbrei) verzehrt werden. Weitere Folgen sind unverdaute Nah-

69

rung im Stuhl, Gärungs- und Fäulnisreaktionen im Darm sowie Lebensmittelunverträglichkeiten.

Träge Verdauung

Ernährungsnaturelle haben eine träge Verdauung, bei ihnen müssen die Verdauungssäfte gelockt werden. Da sie gerne fett-, eiweißreich und viel essen, sind Galle und Bauchspeicheldrüse oftmals überfordert, die Speisen im oberen Dünndarm zu neutralisieren. Dies führt zu Völlegefühl, dann zu Gärung oder Fäulnis, was primär Müdigkeit und Energielosigkeit erzeugt und langfristig Blut und Stoffwechsel belastet. Wie fühlen Sie sich, wenn Sie gerade eine Schweinshaxe mit Sauerkraut und Knödel gegessen und dazu ein großes Glas Bier getrunken haben? Müde, kaputt, Sie wollen ein Nickerchen machen? Dann haben Sie sehr viel Ernährung in Ihrem Naturell. Denn Empfindungsnaturelle essen so ein schweres Gericht erst gar nicht, und Bewegungstypen sind durch ihre große Verdauungskraft in der Lage, diese schwere Kost gut zu verdauen.

Wenn Ernährungsnaturelle jedoch vor der Hauptmahlzeit die Verdauung mit einem Glas warmem Wasser, einem kleinen Salat, verdauungsanregenden Gewürzen, Brottrunk oder einer gezielten Nahrungsergänzung mit Bitterstoffen anregen, treten die Übersäuerungsphänomene im Darm deutlich weniger auf. Optimal für Ernährungsnaturelle ist eine trennkostorientierte Kost, besonders zur Hauptmahlzeit. Das entlastet die Bauchspeicheldrüse und schützt vor Gewichtszunahme. Dies gilt ebenso für Ernährungs-Bewegungstypen und Ernährungs-Empfindungstypen. Trennkost bedeutet, in einer Mahlzeit nicht gleichzeitig sowohl eiweißhaltige als auch kohlenhydrathaltige Lebensmittel zu verzehren, das entlastet die Verdauung. Bewegungsnaturelle und Empfindungsnaturelle brauchen diese Trennkosternährung nicht.

Durch Säure ausgelöste Durchfälle

Wenn Sie es mit der Menge der Nahrung wie manche Naturelle übertreiben und sich zu viele Säuren im Darm befinden, dann entledigen sich die Darmzotten dieser Säuren mit einer raschen Stuhlentleerung, d.h. Durchfall. Sporadisch auftretender Durchfall ist also in erster Linie eine Abwehrreaktion des Darms, um Säuren, aber auch Gift- und Schadstoffe auszuscheiden. Besonders Bewegungstypen, aber auch Ernährungsnaturelle können große Mengen verzehren. Während Bewegungstypen durch die schnelle Verdauung oft Stuhlgang haben oder aber zu Durchfall neigen und nicht an Gewicht zunehmen, sieht man Menschen mit viel Ernährung im Naturell durch die träge Verdauungsleistung jedes Gramm an.

Die Leber

Unsere Leber nimmt im Stoffwechsel eine zentrale Rolle ein. Sie produziert täglich ca. 1 Liter basischen Gallensaft (s. v.), außerdem stellt sie körpereigenes Cholesterin aus Fettsäuren und Glukose (Blutzucker) her sowie Bluteiweißstoffe, Blutgerinnungsstoffe und Harnsäure.

Info

Ein erhöhter Alkoholkonsum ist für die Leber problematisch. Denn Alkohol wird mit Zucker zu Fettsäuren abgebaut, die abtransportiert und zur Energiegewinnung genutzt werden. Falls die Fettsäuren nicht mehr aus der Leber abtransportiert werden können, werden sie in der Leber deponiert, es kommt zur Fettleber. Menschen mit wenig Bewegung deponieren die Fettsäuren aus dem Alkohol- und Zuckerkonsum natürlich auch auf der Hüfte. Besonders Menschen mit hohen Ernährungsanteilen in ihrem Naturell sollten Maß halten beim Verzehr von Süßigkeiten und beim Genuss von Alkohol.

Aus dem Dünndarm gelangen alle Stoffe zunächst in die Leber und müssen dort abgebaut werden (Darm-Leber-Kreislauf). Der Kohlenhydrat-, Fett- und Eiweißstoffwechsel findet entscheidend in der Leber statt. Aus diesem Grund hat die Leber auch einen entscheidenden Einfluss auf die Säure-Basen-Verhältnisse im Körper. In einem abgestimmten Wechselspiel mit der Niere reguliert sie den Blut-pH-Wert.

Leber und Galle

Besonders wichtig ist die Interaktion von Leber und Galle. Wenn dieses Wechselspiel gestört ist, können sich z. B. Gallensteine bilden. Direkt verantwortlich sind hier neben Ärger und Stress eine zu fett- und eiweißreiche Ernährung sowie Alkohol und Übergewicht. Bei manchen Menschen machen

Gallensteine jahrelang keinerlei Beschwerden, während bei anderen ein Rechtsschmerz mit Fettunverdaulichkeit auftritt. Das Leber-Galle-System kann funktionell also sehr stark gestört sein, ohne sich immer zwingend bemerkbar machen zu müssen.

Der Leber wird unter anderem auch deshalb in der heutigen Zeit zu wenig Bedeutung zugemessen, da Funktionsstörungen für den Laien schwer zu erkennen sind. Während Darmprobleme sich z. B. in Blähungen, Verstopfung oder Durchfall sehr schnell äußern können, sind Leberstörungen nicht direkt zu benennen oder als solche nicht zu erkennen.

Leberbelastende Faktoren

- zu viel tierisches Eiweiß, besonders Fleisch, Fisch, Geflügel, Quark, Käse, Ei
- zu viel Alkohol, Kaffee, schwarzer Tee
- gesättigte Fettsäuren, wie Wurst, Schmalz, Fleisch
- Übergewicht
- Dünndarmprobleme
- chemische Medikamente
- Stress, Ärger, Wut
- Mandel- und Blinddarmoperationen mit Lymphbelastung
- Stoffwechselerkrankungen wie z. B. Diabetes mellitus

Die Leber verfügt über eine außergewöhnliche Regenerationsfähigkeit. Chronische Lebererkrankungen sind durch typgerechtes Entsäuern, besonders aber durch typgerechtes Fasten (siehe Seite 145 ff.) in der Regel auch dann noch sehr gut zu behandeln, wenn andere Methoden versagen. Dauer und Art des Fastens müssen jedoch individuell bestimmt werden. Auch die Folgeerkrankungen von Leberentzündungen wie z. B. Allergien oder rheumatische Erkrankungen sind ebenfalls durch typgerechtes Fasten sehr gut zu therapieren.

Die Lunge

Der Körper entfernt über die Atemluft die im Stoffwechsel bei der Nährstoffverbrennung entstandene Kohlensäure. Mit einer forcierten Atmung kann man mehr Kohlensäure ausscheiden und somit den pH-Wert besser konstant halten. Wenn Sie also Sport in Form von Laufen oder Walking betreiben, dann erhöhen Sie vereinzelt auch einmal das Tempo. So atmen Sie tiefer, es kann mehr Kohlensäure über die Lunge abgeatmet werden, und Sie entsäuern intensiver.

Kohlensäure ist zusammen mit Wasser das Endprodukt aus dem Abbau von pflanzlicher Kost. Pflanzliche Lebensmittel

Info

Kohlensäure befindet sich natürlich auch in kohlensäurehaltigen Mineralwässern. Wir führen mit dem Trinken von kohlensäurehaltigem Mineralwasser wieder Säuren zu, die nicht notwendig sind und wieder über die Lunge abgeatmet werden müssen. Deshalb ist das Trinken von Wasser ohne Kohlensäure für den Säure-Basen-Haushalt besser.

hinterlassen damit im Körper keine Säuren. Obwohl Sie also einen Apfel mit seinen Fruchtsäuren verzehren, kann diese Fruchtsäure komplett zu den Endprodukten Kohlensäure und Wasser abgebaut werden.

Die Kohlensäure wird dann über die Lungen als Kohlendioxid abgeatmet. Daher sollten Sie den Schwerpunkt Ihrer Ernährung auf pflanzliche Kost legen. Abbauprodukte tierischer Eiweiße werden durch die Nieren ausgeschieden, besonders die Schwefel-, Phosphor- und Harnsäure (mehr dazu im folgenden Abschnitt).

Die Nieren

Die Nieren sind das zentrale Organ in der Regulation des Säure-Basen-Haushalts. Wichtige Säuren wie Harnsäure, Schwefelsäure und Phosphorsäure können nur über die Nieren ausgeschieden werden. Diese Säuren entstehen im Eiweißstoffwechsel aus Fleisch, Geflügel, Fisch, Wurst, Eiern, Quark und Käse. Bei zu starker Säurebelastung können sie nicht direkt ausgeschieden werden, sondern werden im Bindegewebe zwischengelagert. Sie können auch nicht weiter abgebaut werden, wie z. B. die Säuren aus Obst und Gemüse. Eine intakte Nierenfunktion ist deshalb für die Ausscheidung der Säuren wichtig. Die hohe Zahl an chronisch nierenkranken Personen zeigt, dass die Nieren ständig überfordert sind. Während die Leber nach Krankheiten oder Vergiftungen ein sehr hohes Regenerationspotenzial besitzt, sind die Nieren länger erschöpft und in ihrer Leistungsfähigkeit begrenzt.

Info

Besonders Ernährungsnaturelle (Kapha-Typen) sollten nicht täglich Fleisch oder Wurst essen, sondern auch vegetarische Tage einlegen. Dies entlastet die Nieren, reinigt das Blut und entwässert den Stoffwechsel sehr gut. Reduzieren Sie nach einem Festgelage an den darauffolgenden Tagen doch einfach die Menge an tierischem Eiweiß, essen Sie mehr pflanzliche Kost, oder legen Sie einen Entschlackungstag, z. B. einen Suppentag ein. Dann kann der Körper die zwischengelagerten Schlacken über die Niere wieder ausscheiden.

Die Nieren müssen immer ausreichend mit Wasser durchgespült werden, um ihre Funktionen optimal erfüllen zu können. Trinken Sie so viel Wasser ohne Kohlensäure am Tag, dass Ihr Urin klar ist. Gelber Urin tagsüber bedeutet, dass Sie zu wenig trinken, nur der erste Morgenurin kann durch die starke Entsäuerung über Nacht noch gelblich aussehen. Bräunlicher Urin deutet bereits auf eine starke Konzentration an Schlackenstoffen und mögliche Nieren- und Leberbelastung hin. Trinken Sie auch in diesem Fall mehr Wasser ohne Kohlensäure, und trinken Sie Nierentee.

Das Bindegewebe

Alle unsere Zellen und Organe sind vom Bindegewebe umgeben. Es besteht aus Grundsubstanz und kollagenen Fasern. Das Bindegewebe sollte leicht basisch sein, ist jedoch heutzutage bei den meisten Menschen übersäuert. Insbesondere ab dem 40. Lebensjahr bemerken viele einen Leistungsknick, die Energie und die Vitalität lassen nach, obwohl sie noch voll im Berufsleben stehen. Die herkömmlichen Blutuntersuchungen zeigen keine krankhafte Veränderung. Doch Blutwerte bleiben sehr lange konstant, obwohl bereits körperliche

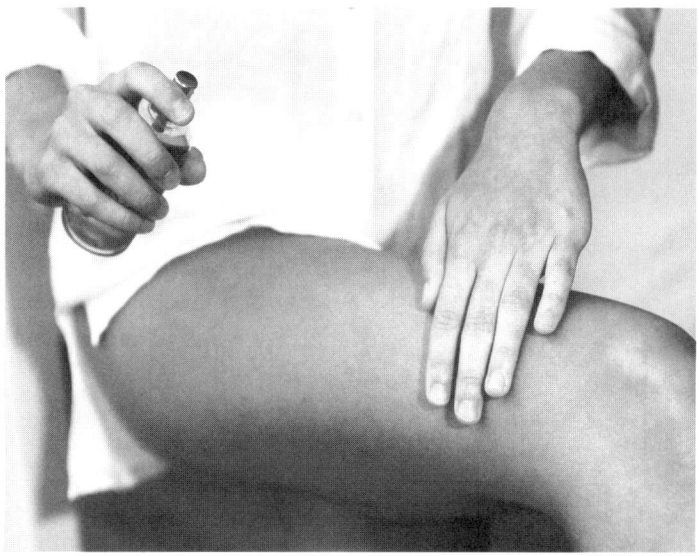

Orangenhaut deutet auf Säureschlacken im Gewebe hin. Typgerechtes Entsäuern bringt Ablagerungen zur Ausscheidung.

Symptome wie Müdigkeit, Gelenksteife, Sodbrennen, Darmprobleme, etc. vorhanden sind. Die Ursache der Probleme ist ein übersäuertes Bindegewebe. Doch wie kommt es dazu?

Das Bindegewebe als Säure-Deponie

Um den Blut-pH-Wert tagsüber konstant zu halten, werden überschüssige Säuren im Bindegewebe, das diese gut binden kann, zwischengelagert. Während des Tages ist daher eine leichte Tendenz zur Übersäuerung im Bindegewebe festzustellen.

Doch was geschieht, wenn durch eine zu stark Säure bildende Ernährung zu viele neue Säuren Tag für Tag ins Blut kommen? Dann werden die Säuren nachts nicht mehr vollständig ausgeschieden und müssen langfristig deponiert werden. Dies beeinträchtigt natürlich alle Stoffwechselabläufe, da dann die Zellen unzureichend mit Sauerstoff versorgt werden und der Abtransport von Abfallstoffen über die Nieren nicht optimal erfolgt. Durch die Einlagerung von Säuren quellen die Bindegewebsfasern auf, die Blutkapillare können die umliegenden Organzellen schlechter versorgen. Nährstoffmangel ist die Folge. Wenn dieser Zustand über Jahre anhält, quillt das Gewebe noch mehr auf und die erste Zellulitis wird sichtbar. Zellulitis ist ein Lymphstau, meist im Oberschenkel. Aber auch Muskelverspannungen in Schultern und Oberarmen sind die Folgen eines übersäuerten Bindegewebes, da sich das Bindegewebe verfestigt. Wir werden dadurch von Jahr zu Jahr unbeweglicher und steifer.

Info

Der Urintest nach Sander ist ein Säure-Basen-Test, durch den Sie erfahren, wie stark Ihre Säurepufferkapazität im Gewebe ist und ob Sie übersäuert sind. Aus dem Ergebnis lässt sich ableiten, welche basischen Maßnahmen zur Regulation sinnvoll sind. Wir arbeiten in unserem Fastenwanderzentrum seit zehn Jahren mit dieser Säure-Basen-Diagnostik. Die entsprechenden Versandtaschen können Sie über www.typfasten.de bestellen, den Test zu Hause durchführen und in das Fachlabor schicken. Sie erhalten von uns dann eine umfangreiche Auswertung. Urinmessungen mit Lackmuspapier (Indikatorpapier) sind dagegen nicht sehr aussagekräftig, sie zeigen bestenfalls nur Tendenzen an.

Vitalität durch Entsäuerung des Bindegewebes

Unsere Erfahrungen bestätigen, dass die Entgiftung über das Bindegewebe durch typgerechtes Fasten optimal forciert wird. Ein beeindruckendes Beispiel verdeutlicht das: Ein Nichtraucher, der wegen rheumatischer Beschwerden eine Fastenkur absolvierte, berichtete in der Fastenwoche von einem starken Teergeschmack auf seiner Zunge. Er war zehn Jahre lang starker Raucher gewesen und hatte seit drei Jahren nicht mehr geraucht. Das Bindegewebe schied in der Fastenwoche die Ablagerungen aus. Die typgerechte Entsäuerung reinigt vor allen Dingen das Bindegewebe und sorgt für einen optimalen Nährstoff- und Sauerstoffaustausch zwischen den Zellen. Sie fühlen sich schon nach einer Woche typgerechter Entsäuerung vitaler und besser, vor allen Dingen ist die latente Müdigkeit aus Ihrem Körper verschwunden. Ebenso wird die Haut straffer, und die Muskelverspannungen lösen sich.

Der Darm

Nach neueren Erkenntnissen sind ca. 80 % des Immunsystems im Darm lokalisiert, sodass der Darmkanal das wichtigste und größte Immunorgan unseres Körpers darstellt. Mit seinen Zotten und Mikrozotten ist er unser größter Schleimhautbereich. Wenn Sie Ihren Darm mit einem Bügeleisen glattbügeln würden, käme die Fläche von der Größe eines Tennisplatzes zustande. Und diese große Schleimhautfläche hat neben der Verdauung und Resorption die wichtige Aufgabe, den Körper vor Säuren, Giften und fremden Stoffen zu schützen, die durch Nahrung, Wasser und Luft in den Verdauungstrakt gelangen. Ein gesunder Darm ist deshalb die Voraussetzung für einen gesunden Säure-Basen-Haushalt.

Durch die typgerechte Entsäuerung erhält der Darm überwiegend die Lebensmittelgruppen, die ihm guttun und die er verwerten kann.

Die Darmflora

Wichtig für das Säure-Basen-Geschehen des Darms ist eine intakte Darmflora. Dies sind überwiegend Bakterien, die für eine reibungslose Verdauung der Nahrung und eine gute Im-

munabwehr sorgen. Die Darmflora hat folgende vielfältige Funktionen:
- wichtige Immunbarriere
- Stimulation des sekretorischen Immunglobulin A (Abwehrparameter an der Darmschleimhaut)
- Produktion wichtiger Vitamine, z. B. Vitamin K, B1, B2, B6, B12
- Bildung organischer Milchsäure
- Regulation des Darmmilieus
- Verdauung der Nahrung
- Entgiftung des Darms

Um diese Aufgaben durchführen zu können, sind wichtige Stoffwechselleistungen der Darmflora notwendig:
- Abbau von Kohlenhydraten mit Bildung von Milchsäure
- Abbau und Aufspaltung von Eiweiß
- Umbau von Gallensäuren
- Abbau von Umweltgiften
- Entgiftung von chemischen Medikamenten

Insgesamt kann die Darmflora aus bis zu 500 verschiedenen Bakterienarten bestehen, wobei im Dickdarm ein schwach saurer pH-Wert von 5,0 bis 7,0 zur Erhaltung einer gesunden Darmflora unerlässlich ist. Im schwach sauren Milieu wachsen weniger Fäulniskeime. Der wichtigste Bestandteil der Darmflora sind die Milchsäurebakterien. Verringerungen der Milchsäurebakterien im Darm führen immer zu einem Wachstum von Fäulniskeimen und Pilzen. Ursache für eine Verringerung der gesunden Milchsäurebakterien kann eine zu hohe Eiweiß-

zufuhr sein, eine mangelhafte Produktion von Verdauungssäften (Eiweiß zersetzende Enzyme fehlen), Belastungen der
Darmschleimhaut und der Leber, Antibiotikabehandlungen,
chemische Medikamente und Umweltbelastungen. Daher finden wir bei Übersäuerung immer auch Störungen des Magen-
Darm-Systems, da sich die Darmflora verändert. Durch die
anderen Stoffwechselleistungen der Darmflora werden krank-
machende Stoffe gebildet, die über den Blutweg den ganzen
Körper belasten können.

Deshalb ist auch ein Ansäuern des Darms zur Erhaltung einer gesunden Darmflora sinnvoll. Hier haben wir in den letzten 15 Jahren hervorragende Erfahrungen mit dem Produkt
Kanne Brottrunk gemacht, das gesunde Milchsäurebakterien
enthält. Brottrunk erhalten Sie in jedem Naturkostladen, Reformhaus oder in Drogerien. In 1 Milliliter Kanne Brottrunk
befinden sich 5 Millionen Milchsäurebakterien. Sie verwerten nur Kohlenhydrate, kein Eiweiß und säuern das Milieu

Tipp

Trinken Sie täglich ein Glas Kanne Brottrunk zum Essen, um
Ihren Darm optimal mit Milchsäurebakterien zu versorgen.
Mischen Sie den Brottrunk so mit Wasser oder Apfelsaft, wie
Sie ihn mögen und am besten vertragen. Unsere Empfehlung
lautet:

Ernährungs- und Empfindungsnaturelle trinken 0,2 Liter
Brottrunk mit Wasser 1:1 verdünnt, Bewegungstypen trinken
0,2 Liter Wasser mit 1 Schnapsglas Brottrunk.

an. Sie produzieren neben Milchsäure zudem antibakterielle Substanzen und regulieren das gesunde Darmmilieu.

Um eine gesunde Säuerungsflora zu erhalten, sollte je nach Verdauungskraft kohlenhydratreich gegessen werden. Darmflorafreundlich sind in erster Linie bekömmliche Brotsorten, Nudeln, Gemüse, Gemüsesuppen, Nüsse, Salate und je nach Verträglichkeit Obst. Tierische, eiweißreiche Lebensmittel, wie z. B. Quark, Käse, Fleisch, Fisch, Geflügel und Wurst sollten eine untergeordnete Rolle in der Ernährung spielen.

Darmperistaltik

Einen entscheidenden Einfluss auf die Dauer der Darmpassage hat die Bewegung der Darmmuskulatur: Je mehr sich der Darm bewegt, d. h. je stärker also die Darmperistaltik ist, umso schneller werden die Nahrungsreste aus dem Körper befördert. Die Intensität der Darmbewegung hängt dabei von der Menge und Art der aufgenommenen Nahrung ab. Besonders wichtig sind in diesem Zusammenhang Ballaststoffe, da diese die Darmmuskulatur ständig anregen. Die Art der verzehrten Ballaststoffe muss jedoch der Verdauungskraft des Einzelnen angepasst sein: Menschen mit trägem, langsamem Darm (Ernährungsnaturelle) können und sollten Getreide in Form von Brot essen (z. B. Dinkelvollwertbrot) anstelle von Brezeln und Brötchen aus Weißmehl. Hingegen benötigt ein sensibler, schwacher Darm nicht unbedingt eine schwerverdauliche, »grobkörnige« Kost. Gut verträgliches Vollwertbrot ist beispielsweise ein Bauernstuten, der mit Bio-Weizenmehl

Type 1050 gebacken wurde. Wichtig ist, dass Sie sich nach dem Essen wohlfühlen und dass Ihnen das Brot nicht noch Stunden wie ein Stein im Magen liegt.

Bei einer hohen Ballaststoffaufnahme und der dadurch bedingten nur relativ kurzen Verweildauer von übrig gebliebenen Nahrungsbestandteilen im Darm finden viel weniger Gärungs- und Fäulnisreaktionen statt; der Darm, die Leber und damit der gesamte Körper werden entlastet bzw. nicht unnötig belastet.

Typgerecht entsäuern – die Praxis

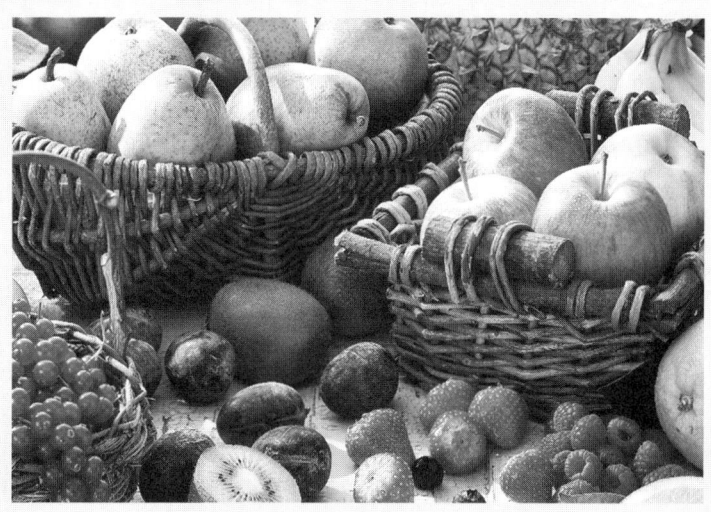

Im Folgenden werden die allgemeinen Empfehlungen
aus den vorangehenden Abschnitten konkret
auf Ihren Typ übertragen, damit Ihr Säure-Basen-
Haushalt ins Gleichgewicht kommt oder im
Gleichgewicht bleibt. Da neben den reinen Formen
Mischtypen aus zwei Naturellen die Regel
sind, erhalten Sie hier auch wertvolle Hinweise
und Anregungen für die Mischnaturelle.

Das Ernährungsnaturell im Säure-Basen-Gleichgewicht

Die Empfehlungen treffen mit kleinen Abweichungen auch auf den Ernährungs-Bewegungs-Typen und den Ernährungs-Empfindungs-Typen zu. Ernährungs-Bewegungs-Typen haben einen schnelleren Stoffwechsel als das reine Ernährungsnaturell, haben einen starken Darm und einen gesegneten Appetit. Ernährungs-Empfindungs-Typen sind langsam und gemütlich, haben einen schwächeren Darm und nehmen leicht an Gewicht zu.

Allgemeines

Menschen mit viel Ernährung in ihrem Naturell sind vital, kräftig und ausgeglichen. Typisch für Sie ist Ihre Gelassenheit, Sie bringt so schnell nichts aus der Ruhe. Sie gehen Dinge methodisch und mit Zeit an. Sie sind ein Genießer, Essen bedeutet für Sie Lebensfreude, Genuss und Entspannung zugleich. Ihr jahrelanger Genuss führt jedoch zu einer Verschlackung des Gewebes, Ihr Körper wird schwer, die Säfte dicken ein. Sie kämpfen immer mit dem Gewicht und sind viel mit Diätplänen und Kalorienzählen beschäftigt. Dies versuchen wir durch die typgerechte Entsäuerung auszugleichen. Sehr wichtig für Sie ist, tagsüber viel zu trinken, besonders Wasser ohne Kohlensäure. So wird ein Teil der Schlacken und Säuren schnell über die Nieren ausgeschieden.

Keine Angst, wir werden Ihnen die Freude am Essen nicht nehmen, doch Sie können auch das Essen genießen, ohne an Gewicht zuzunehmen. Sie besitzen ein kaltes und schweres Naturell. Alles, was leicht, trocken und heiß ist, beruhigt Ihren Stoffwechsel. Fördernd sind scharfe, bittere und herbe Lebensmittel, sie regen die träge Verdauung und den Stoffwechsel an, ebenso verdauungsanregende Gewürze. Ungünstig wirken schweres, fettes Essen, viel Zucker und Alkohol.

Sie nehmen durch Ihren trägen Stoffwechsel deshalb viel schneller zu als andere Naturelle und leiden dadurch immer an Übergewicht. Besonders wenn Sie keine regelmäßige Bewegung in Ihrem Tagesplan haben, wird Fett nur unzureichend abgebaut.

Wärmehaushalt

Sie sind weder ein Hitzetyp wie das Bewegungsnaturell noch ein fröstelnder Typ wie das Empfindungsnaturell. Ihr Wärmehaushalt ist normal mit der Neigung zur Kälte. Im Sommer vertragen Sie deshalb mehr Rohkost und Salate als im Winter. So sollten Sie im Sommer einen hohen Anteil an Salaten, Obst und Rohkost verzehren. Im Winter hingegen mehr leichte und trockene Speisen mit wenig Fett und Zucker, z. B. Gemüsesuppen, gedünstetes Gemüse, Kartoffeln, Gemüseaufläufe etc.

Verdauungsleistung

Durch die Ernährung sollte hier die vorhandene träge Verdauung vor allem angeregt werden. Optimal für eine reibungslose Verdauung ist bei Ihnen eine basische, trennkostorientierte Ernährung. Mit der basischen Trennkost verbessern Sie zum einen die Verdauung, zum anderen halten Sie Ihr Gewicht konstant oder nehmen gleichzeitig noch ab.

Sie müssen nur Eiweiß und Kohlenhydrate zur Hauptmahlzeit trennen. Wenn Sie beispielsweise Kartoffeln mit Fisch und Gemüse verzehren, so können Sie in der Trennkost entweder die Kartoffeln mit Gemüse essen oder den Fisch mit Gemüse kombinieren, aber bitte nicht Kartoffeln und Fisch zusammen. Denn Eiweiß benötigt im Verdauungstrakt saure Verdauungssäfte, und Kohlenhydrate locken basische Verdauungssäfte. Essen Sie beides zu einer Mahlzeit, werden die Säfte neutralisiert und die Verdauung ist unzureichend. Ein

Tipp

Ernährungsnaturelle sollten nur geringere Mengen an tierischem Eiweiß verzehren. Ihre schwache Magensäureproduktion und träge Verdauung sind sonst überfordert, und es entstehen saure Ablagerungen im Gewebe. Besonders als Ernährungs-Empfindungs-Naturell haben Sie einen schwachen Magen-Darm-Trakt und nehmen sehr schnell zu. Die Trennkost, zur Hauptmahlzeit praktiziert, ist ideal für Ihren Stoffwechsel.

träger Darm, Blähungen und Völlegefühl sind die Folgen. Das Gute an der Trennkost ist, dass Sie fast alles verzehren dürfen, wenn Sie richtig kombinieren. Sie werden automatisch mehr Gemüse und Salate essen, da diese Lebensmittel sowohl zu Kohlenhydraten als auch zu Eiweiß verzehrt werden können. Versuchen Sie einfach, den Gedanken der Trennkost bei Ihrer Hauptmahlzeit anzuwenden. Sie werden sich schon nach wenigen Tagen erheblich leichter und frischer fühlen.

Stoffwechsel

Durch Ihren trägen Stoffwechsel leiden Sie mehr als andere Typen unter Gewichtsproblemen, d.h. Sie nehmen schneller zu als andere Naturelle. Sie setzen die Nahrungsmittel nur langsam in Energie um, weil Ihnen wichtige Vitalstoffe für eine rasche Verstoffwechslung fehlen. Da bei Ihnen oft das Gefühl, müde und schlapp zu sein, überwiegt, essen Sie verstärkt Süßigkeiten, süßes Gebäck und trinken Limonade. Dadurch erhalten Sie zwar kurzfristig Energie, doch der Insulinspiegel und die das Insulin produzierende Bauchspeicheldrüse kommen aus dem Gleichgewicht. Insulin ist unser Dickmacherhormon, das den Blutzuckerspiegel konstant halten muss. Wenn zu viel Zucker ständig im Blut ist, wird er nicht in die Muskelzelle befördert, sondern in der Fettzelle deponiert. Die Muskelzelle nimmt nur neuen Zucker auf, wenn sie Energie braucht, also wenn sie bewegt wird. Deshalb neigen Sie auch zu einem hohen Blutzuckerspiegel und Diabetes. Ihre schlechte Energieverteilung führt zu ei-

Säure-Basen-Störungen des Ernährungsnaturells

Trägheit (Schwerfälligkeit, Antriebslosigkeit, Gleichgültigkeit, Depressionen), sehr trage Verdauung, Übergewicht, Völlegefühl, Blähungen, Wasseransammlung, Atemwegserkrankungen (Bronchitis, Asthma), Herz-/Gefäß-Erkrankungen, Bluthochdruck, Diabetes Typ 2, Mandel-, Hals- und Nasennebenhöhlenentzündungen, Polypen, Schilddrüsenunterfunktion, belastete Lymphe, Müdigkeit, Infektanfälligkeit, Gicht, Bandscheibenprobleme

ner Unterfunktion der Schilddrüse, was Sie müde und energielos werden lässt. Essen Sie deshalb lieber süße Gemüse wie Kürbis, Süßkartoffeln und Möhren und süßes Obst. Setzen Sie bei den Kohlenhydraten nicht auf raffinierte Zucker, die schnell ins Blut gehen, sondern auf die ballaststoffreiche Variante. Vollwertbrot, Nudeln, Reis und Müsli sind möglich und erlaubt.

Abends hingegen sollten Sie dreimal wöchentlich ganz auf Kohlenhydrate verzichten, damit die nächtliche Fettverbrennung früher loslegen kann. Essen Sie an diesen Abenden trennkostorientiert, also Gemüse mit einer leichten Eiweißkomponente, wie z. B. Fisch mit Gemüse, einen Auflauf mit fettarmem Käse oder einen Salat mit Tofu oder Pilzen und Schafskäse.

Ideal für Ihren Stoffwechsel sind Lebensmittel, die reich an Kalium sind und einen hohen Wassergehalt besitzen. Denn Kalium ist der Gegenspieler von Natrium und reinigt Gewebe und Lymphe. Kaliumreiche Lebensmittel sind z. B. Kartoffeln, Obst, Salate und Gemüse. Durch regelmäßiges Trinken von frisch gepressten Säften bringen Sie Ihren Stoffwechsel auf Trab, reinigen das Gewebe und entsäuern optimal.

Gewicht

Starten Sie mehrmals wöchentlich Ihren Tag mit frisch gepressten Säften, trinken Sie dazu viel Wasser, und verzichten Sie auf ein deftiges Frühstück. Sie haben morgens sowieso keinen großen Hunger, die Säfte sind für Sie der ideale Muntermacher im den Tag. Wenn Sie doch frühstücken wollen, dann mit einem leichten Müsli, dies macht Sie lange satt.

Hauptmahlzeit sollte möglichst das Mittagessen sein. Gönnen Sie sich immer eine große Salatportion vorneweg. Fleisch sollte nur einen geringeren Stellenwert in Ihrer Ernährung haben, besser ist Fisch oder Tofu. Essen Sie verstärkt Kartoffeln, Nudel- oder Reisgerichte, jedoch nicht mit kräftigen, fettreichen Saucen. Abends sollten Sie schweres und üppiges Essen meiden.

Zwischenmahlzeiten brauchen Sie nicht. Sie sollten mindestens vier Stunden Zeit zur vorherigen Mahlzeit verstreichen lassen, bevor Sie wieder etwas essen. Trinken Sie Wasser zwischendurch. Falls Sie trotzdem etwas essen wollen, so wählen Sie reife Früchte oder Vollwertbrot als Sattmacher.

Es empfiehlt sich, ca. 15 Minuten vor jedem Essen ein Glas Wasser zu trinken. Dies zügelt den Appetit und wirkt verdau-

Tipp

Orientieren Sie sich beim Kochen an der Mittelmeerküche, sie ist ideal für Ihren Stoffwechsel. Leichte Pasta, gutes Gemüse, vegetarische Antipasti, Salate, kaltgepresste Öle, öfter Fisch, weniger Fleisch, sonnengereifte Früchte und ein gutes Glas Rotwein, die mediterrane Trennkost macht Sie satt und zufrieden. Beginnen Sie Ihre Mahlzeit immer mit einer bekömmlichen, großen Portion Salat, und essen Sie nicht täglich ein süßes Dessert.

ungsanregend. Jeden Bissen sollten Sie gut kauen und vor allem langsam essen.

Ihre große Vorliebe ist Süßes und Fettes, z. B. Sahneeis, Currywurst mit Pommes, Desserts, Schokolade, Sahnetorte. Da Sie sich ungern bewegen, werden damit Ihre Fettzellen immer mehr gefüllt, ohne dass das Fett verbraucht wird.

Versuchen Sie deshalb beim Essen, Fett und Salz einzusparen. Fettarme Milchprodukte und Wurst sind den fetthaltigen Varianten vorzuziehen. Sahne, saure Sahne und Crème fraîche sollten Sie nur vereinzelt verwenden, besser ist fettarme Sauermilch. Salz sparen Sie am besten ein, wenn Sie auf Fertigprodukte und Fastfood verzichten und Ihre Speisen selber frisch zubereiten. Denn der höchste Salzkonsum entsteht durch verpackte Lebensmittel.

Wichtig für Ihr Gewicht und Ihr Wohlfühlen: Fangen Sie unbedingt mit Sport an, der Ihnen Spaß macht. Beginnen Sie zu walken oder zu joggen, jeden Tag 30 Minuten, dies ist ideal für Ihren gesamten Stoffwechsel. Bewegung ist ein hervorragender Fatburner, sie lässt die Pfunde schmelzen. – Legen Sie los und werden Sie aktiv! Da Sie lieber in einer Gruppe Sport treiben und die Motivation anderer Menschen benötigen, verabreden Sie sich doch einfach zum Lauftreff oder spielen Sie Tennis, Golf, Fußball etc., falls Ihnen Joggen oder Walken nicht gefällt. Sie werden immer ein Genießer bleiben und unter Umständen mehr Kalorien zuführen, als Sie verbrennen. Durch die Trennkostvariante bei den Mahlzeiten, das Meiden von Kohlenhydraten am Abend (dreimal wöchentlich) und die Bewegung haben Sie schon wertvolle Tipps erhalten, Ihr Gewicht in den Griff zu bekommen.

Entsäuerungstipps für das Ernährungs-naturell

1. Vitamin- und Mineralienstatus ausgleichen

Stärken Sie Ihren Mineralienhaushalt, Sie sind der »Kalium-Zink-Chrom-Typ«. Diese basischen Mineralien und Spurenelemente sorgen für ein starkes Immunsystem und entschlacken den Stoffwechsel. Besonders die Bauchspeicheldrüse braucht ausreichende Mengen an Zink und Chrom, die Nieren sind ohne einen ausreichenden Zinkstatus nicht leistungsfähig. Da Niere und Bauchspeicheldrüse zu Ihren Schwachstellen gehören, sollten Sie durch eine zink- und chromreiche Ernährung oder durch ein biologisches Nahrungsergänzungsmittel diese Spurenelemente ausgleichen.

Kalium ist der ideale Gegenspieler von Natrium (Salz) und

Info

- **zinkhaltige Lebensmittel:** Linsen, alle Arten von Hülsenfrüchten
- **chromhaltige Lebensmittel:** Ananas, Mango
- **ballaststoffhaltige Lebensmittel:** Getreide, Getreideflocken, gesundes Brot, z. B. Dinkelbrot senken den Cholesterinspiegel
- **kaliumhaltige Lebensmittel:** Salate, Gemüse, Früchte, Kartoffeln

reinigt Ihr Gewebe, beschleunigt den langsamen Stoffwechsel und sorgt für eine gute Entwässerung. Besonders dann, wenn die typischen Kapha-Symptome wie Müdigkeit, Wassereinlagerungen, erhöhter Blutzucker, erhöhter Cholesterinspiegel, Verschleimung, Diabetes etc. auftreten, ist eine Zufuhr durch kaliumhaltige Lebensmittel sinnvoll und notwendig.

Sorgen Sie auch für eine ausreichende Zufuhr an Ballaststoffen (z. B. Dinkel- oder Roggensauerteigbrot), damit Ihr Darm regelmäßig arbeitet und gut trainiert wird. Essen Sie nicht ständig helle Brötchen mit Marmelade oder Brezeln, dies macht Ihren Darm und Stoffwechsel noch träger.

2. Typbedingte Schwachstellen verbessern

Stärken Sie Ihr Lymphsystem, Schlacken und saure Ablagerungen werden bei Ihnen verstärkt in der Lymphe deponiert.

Ihre Schwachstelle ist also, neben Bauchspeicheldrüse und

Niere, in der Regel die Lymphe. Dies äußert sich in einer Infektanfälligkeit, Wasseransammlungen, Entzündungen sowie Gewichtsproblemen. Alles, was Ihre Entgiftung und Ausscheidung unterstützt, ist optimal für Ihren langsamen Stoffwechsel. Die beste Lymphreinigung ist das Trinken von Wasser ohne Kohlensäure. Starten Sie morgens vor dem Frühstück mit zwei bis drei Gläsern Wasser in den Tag. Ebenso wird die Lymphe durch Eiweißablagerungen belastet. Reduzieren Sie deshalb den Konsum von hohen Fleisch- und Wurstmengen, übertreiben Sie es auch nicht mit fetthaltigen Milchprodukten, sondern setzen Sie mehr auf wasserhaltige und fettarme Lebensmittel. Die Lymphe wird zusätzlich gereinigt durch regelmäßige Entschlackungskuren (ein- bis zweimal jährlich) und tägliche Bewegung in Form von Ausdauersport (Jogging, Walking etc.). Der ideale Starter in den Tag ist für Sie das Trockenbürsten, die wohltuende Bürstenmassage aktiviert den Lymphfluss im ganzen Körper.

3. Typgerecht entschlacken

Falls Ihr Stoffwechsel trotz aller guten Vorsätze durch zu viel und falsches Essen aus seinem Gleichgewicht geraten ist, hilft meist nur eine konsequente Veränderung. Entschlacken in jeder Form ist ideal für Ihren schweren, trägen Körper. Folgende Varianten der Entschlackung sind möglich:

a) Legen Sie eine reine, basische Entsäuerungswoche für Ihr Naturell ein. Essen Sie doch einfach eine Woche nur basisch, und entsäuern Sie so typgerecht. Unsere basischen Rezep-

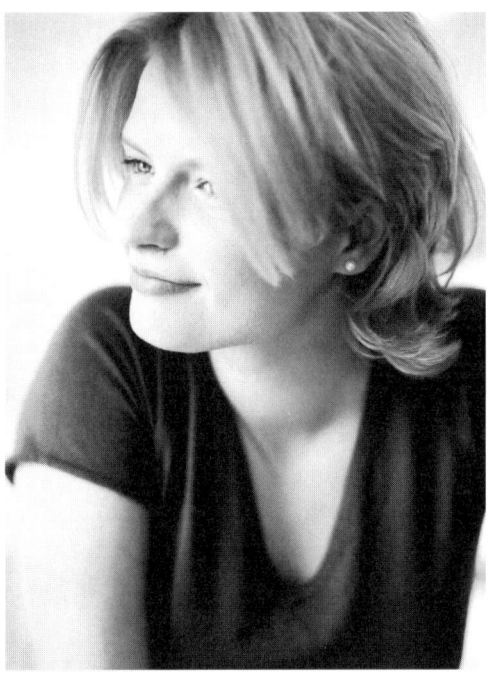

Ein gesunder Säure-Basen-Haushalt zeigt sich beim Kapha-Typen in kräftigem, glänzendem Haar und einer schönen Haut.

te sind leicht und bekömmlich, Sie verlieren in kurzer Zeit bis zu sechs Kilogramm Gewicht, reinigen Blut und Gewebe. Besonders im Frühjahr oder vor der langen Winterzeit sollten Sie unsere basische Entsäuerungswoche praktizieren. Sie finden am Ende des Buches einen 7-Tages-Plan mit leckeren basischen Rezepten, damit Sie zu Hause die basische Entsäuerungswoche praktizieren können (siehe Seite 160 ff.).

b) Sie sind der ideale Typ für Fastenkuren jeder Art. Für Ihr

Naturell ist jedoch das Säftefasten ideal geeignet (siehe Seite 149 ff.). Sie werden lange brauchen, um mit dem Fasten zu starten, doch wenn Sie Ihren inneren Schweinehund einmal überwunden haben, dann merken Sie, wie die Pfunde purzeln und Sie sich mit jedem Tag leichter und vitaler fühlen.

c) Der basische Entschlackungstag als Säftetag ist im Alltag ideal für Sie, da Sie so regelmäßig einmal wöchentlich Ihren Stoffwechsel entlasten können. Trinken Sie morgens und mittags frisch gepresste Säfte, essen Sie abends eine Gemüsebrühe. Die Säfte sollten unbedingt frisch gepresst sein, die Brühe sollte aus frischem Gemüse hergestellt werden. Verwenden Sie bitte keine gekauften Säfte oder Fertigbrühe. Gerade nach dem Wochenende, wo Sie vielleicht gefeiert und etwas zu viel gegessen haben, ist eine Entlastung und Entschlackung für Ihren trägen Stoffwechsel ideal.

4. Entsäuern durch Bewegung

Laufen oder walken Sie täglich mindestens 30 Minuten. Ideal ist für Sie die Bewegung morgens vor dem Frühstück. Denn es werden sofort die Fettdepots zur Energiegewinnung herangezogen, wenn keine Kohlenhydrate durch ein üppiges Frühstück gegessen wurden. Die regelmäßige Bewegung sorgt dafür, dass Ihr Gewicht konstant bleibt und Sie trotzdem mit Genuss und Lebensfreude das Essen genießen können, ohne zuzunehmen.

Wenn Sie nicht täglich joggen oder walken möchten oder können, so versuchen Sie dennoch, sich mindestens dreimal die Woche – idealerweise an der frischen Luft – zu bewegen.

5. Darmsanierung – Darmentgiftung

Trinken Sie täglich Brottrunk, um Ihren Darm fit zu halten. Denn Brottrunk regt Ihren schwachen, trägen Darm zusätzlich an. Wenn Sie den Brottrunk zum Essen trinken, ergänzt er zudem die Funktion Ihrer schwachen Magensäure. So wird das Essen besser verdaut, unangenehmes Völlegefühl und Blähungen bleiben aus. Sie können 100 Milliliter Brottrunk verdünnt mit derselben Menge Wasser zu den Mahlzeiten trinken oder den Brottrunk so mit Wasser mischen, wie Sie ihn am besten vertragen.

6. Omega-3-Fettsäuren

Diese wertvollen, mehrfach ungesättigten Fettsäuren haben eine entzündungshemmende Wirkung und stärken das Herz. Omega-3-Fettsäuren kann der Körper (nicht selbst herstellen, sie sind essenziell, d. h. sie müssen mit der Nahrung zugeführt werden. Besonders Leinöl enthält ausreichend hohe Mengen von diesen wertvollen Fettsäuren, ebenso noch in geringeren Mengen Rapsöl und Sojaöl. Da Fett jedoch bei Ihnen in erhöhten Mengen auf der Hüfte landet, sollten Sie die Leinölmenge nicht zu hoch einnehmen. Verrühren Sie einfach täglich 1 bis 2 Teelöffel Leinöl in Bio-Naturjoghurt und essen Sie dies zwischendurch, mit Getreide und Obst vermischt als Müsli, jeden Tag. Eine weitere Omega-3-Quelle ist fetter Kaltwasserfisch, den Sie ab und zu verzehren können.

7. Entsäuern durch Flüssigkeit

Die Niere ist neben Bauchspeicheldrüse und Lymphe Ihre konstitutionsbedingte Schwachstelle. Entsäuern muss der Stoffwechsel jedoch primär über seine Nieren. Deshalb ist das Trinken von Wasser ohne Kohlensäure unverzichtbar zur Regulation der Säure-Basen-Verhältnisse. Sie sollten pro Kilogramm Körpergewicht mindestens 20 Milliliter Wasser am Tag trinken. Da Sie einen schweren Körperbau und in der Regel ein paar Kilo zu viel haben, ist eine Wassermenge von mehr als 2 Litern pro Tag für Sie sinnvoll und notwendig. Die Grundregel beim Trinken für Sie lautet: »Mäßig, aber regelmäßig über den Tag verteilt Wasser trinken.« Wenn Ihr Urin am Vormittag klar und durchsichtig ist und das über den Tag hinweg auch bleibt, dann ist der Wasserhaushalt in der Regel in Ordnung.

8. Basische Nahrungsergänzung

Falls Sie auf Nummer sicher gehen wollen, dass Sie Ihrem Körper auch alle wertvollen basischen Mineralien zuführen, so nehmen Sie doch kurweise oder regelmäßig täglich ein biologisches Nahrungsergänzungsmittel ein. Insbesondere wenn die typischen Kapha-Symptome, wie Infektanfälligkeit, Müdigkeit, Völlegefühl und schlechte Blutwerte auftreten, sollten Sie Ihren Stoffwechsel zusätzlich unterstützen.

Eine wertvolle basische Nahrungsergänzung ist das Produkt »Zelloxygen-Immunkomplex«, ein Enzym-Hefepräparat, das als Vitalstofflieferant alle Mineralien, wie z. B. Kalium,

Ernährungsempfehlungen für das Ernährungsnaturell

Für das Ernährungsnaturell zu empfehlen

Gemüse und Salate grundsätzlich im Sommer Salate, Obst und Rohkost, im Winter mehr gedünstetes Gemüse, Gemüsesuppen, Gemüseaufläufe etc. – empfehlenswerte Gemüsesorten sind Rosenkohl, Brokkoli, Blumenkohl, Weißkohl, Rotkohl, Spinat, Rettich, Radieschen, Paprika, Zwiebeln, Knoblauch, Porree, Möhren, alle Blattsalate, Bohnen, Erbsen, Artischocken mehr pflanzliche Aufstriche (statt Wurst oder Käse als Brotbelag)

Obst alle süßen und sauren Speisen im reifen Zustand, Äpfel, Birnen, Pfirsiche, Aprikosen, Johannisbeeren, Stachelbeeren, Himbeeren, Mango, Papaya, Ananas, Erdbeeren, Trauben, Grapefruit, Trockenfrüchte (z. B. Aprikosen, Pflaumen)

Säfte alle frisch gepressten Obst- und Gemüsesäfte morgens zum Start in den Tag

Getreide Gerste, Buchweizen, Dinkel, Mais, Hirse, Roggen

Kräuter und Gewürze scharfe und verdauungsanregende Kräuter und Gewürze, Kurkuma, Kardamom, Ingwer, Zimt, Koriander, scharfer Paprika, schwarzer Pfeffer, Chili

Milchprodukte fettarme Varianten in kleinen Mengen, fettarme Dickmilch oder Sauermilch, Joghurt in geringen Mengen, fettarmer Käse (wenig)

Tierische Produkte Geflügel, Wild, Fisch – alle in kleinen Mengen

Nüsse möglichst wenig Nüsse

Fette und Öle kaltgepresste Öle wie Olivenöl Sesamöl in geringen Mengen, Leinöl, Rapsöl – grundsätzlich nur wenig Fett verwenden

Süßungsmittel Honig, wenig Süßungsmittel Ahornsirup, Birnendicksaft

Nahrungsergänzung Brottrunk, Chlorella-Alge, Zelloxygen-Immunkomplex individuell nach Empfehlung

Das sollten Ernährungsnaturelle reduzieren

- schweres, fettes Essen, Frittiertes, z. B. Pommes frites
- Rind-, Schweine-, Lammfleisch, fette Wurst, Meeresfrüchte, Sahne, Avocado, Nüsse
- Alkohol, Süßungsmittel (z. B. Zucker) und Süßwaren, Limonaden, Backwaren
- Bananen, Feigen, Datteln (sind jedoch bei sportlicher Aktivität erlaubt)
- Salz (Wichtig: salzarm essen, Salz hemmt die Ausscheidung)
- Joghurt in großen Mengen – Quark, Käse, Milch nur zum Kochen vereinzelt verzehren
- Öle und Fette, Weizen, Gurken, Tomaten, Zucchini, Fastfood, helle Brötchen, Brezeln, Weißmehlprodukte in hohen Mengen

Wichtig!

Wenn Sie bestimmte Lebensmittel reduzieren sollen, heißt das jedoch nicht, dass Sie diese ganz aus Ihrem Essensplan streichen müssen. Die Empfehlung besagt lediglich: Diese nur ab und zu und in kleinen Mengen verzehren.

Zink, Chrom sowie Obst- und Gemüsekomplexe und alle weiteren basischen Vitalstoffe enthält. Durch die enthaltenen Hefekomplexe wird vor allen Dingen Ihre träge Verdauung aktiviert, der Darm arbeitet normal und der Stoffwechsel wird intensiv entsäuert. Auch eine Chlorella-Algen-Kur zur Blut-, Lymph- und Gewebereinigung ist ideal für Sie, da die Süßwasseralge intensiv Ihren Stoffwechsel entschlackt. Der Vorteil der Chlorella-Alge ist, dass sie diejenigen Schlackenstoffe noch bindet, die durch Wasser nicht gebunden werden können, beispielsweise Schwermetalle oder Medikamentenrückstände. Nehmen Sie Chlorella kurweise ein- bis zweimal jährlich über einen Zeitraum von vier Wochen ein (Dosierung: dreimal 10 Chlorella-Presslinge täglich). Als Dauereinnahme sind täglich drei bis fünf Presslinge der Chlorella-Alge zur Entsäuerung empfehlenswert.

Typgerechte Lebensweise für das Ernährungsnaturell

Sie sind eher ruhig, beständig und ausgeglichen. Meist fehlt Ihnen aber Beweglichkeit und Motivation, um sich zu aktivieren.

**Das Leitthema heißt: Anregung
d. h, ein abwechslungsreicher
Tagesablauf mit viel Bewegung.**

- Vermeiden Sie einen monotonen, täglich gleichbleibenden Tagesablauf und lange sitzende Tätigkeiten.

- Vermeiden Sie regelmäßige Fernsehabende mit Chips, Süßigkeiten und Rotwein. Werden Sie aktiv! Nehmen Sie sich am besten täglich, mindestens jedoch dreimal pro Woche Termine in Form von sportlichen Aktivitäten vor. So wissen Sie z. B., dass Sie immer montags zum Schwimmen gehen, dass immer am Mittwoch Kegeln ist etc. Sie brauchen vom Naturell her feste Termine.

- Achten Sie unbedingt auf eine abwechslungsreiche, anregende Tagesgestaltung mit sportlichen Aktivitäten. Notieren Sie täglich, wie viel Bewegung (Sport) und Aktivitäten Sie hatten. Somit haben Sie schwarz auf weiß, wie viel Sie in einer Woche geleistet haben. Das beflügelt Sie und aktiviert Sie. Fangen Sie an und werden Sie aktiv!

- Fördern Sie Ihre Kreativität, legen Sie sich ein schönes Hobby zu, das Ihnen Spaß macht und Sie beschäftigt.

- Umgeben Sie sich mit Menschen mit aktiven Anlagen, diese wirken mitreißend und ausgleichend auf Sie.

- Sport ist besonders wichtig, auch wenn es Sie viel Überwindung kostet. Im Nachhinein sind Sie aber glücklich, etwas gemacht zu haben. Ideale Sportformen: Tennis, Fußball, Laufen, Walken, Gewichtheben, Rudern, Wandern, Fitnesstraining, Tanzen. Das regelmäßige Schwitzen hilft neben dem Aspekt der Entgiftung auch, die überschüssigen Pfunde wieder loszuwerden. Ideal wäre für Sie, einem Sportverein beizutreten!

- Der regelmäßige Gang in die Sauna unterstützt die Entgiftung und ist mindestens einmal pro Woche zu empfehlen.

- Als Morgenroutine sind das Trockenbürsten sowie Wechsel-duschen geeignet, weil dadurch der Kreislauf, die Lymphe und der Stoffwechsel angeregt werden.

- Alles, was die Entgiftung fördert und den trägen Stoffwechsel anregt, ist für das Ernährungsnaturell besonders geeignet: z.B. Fastenkuren oder die basische Entsäuerungswoche für zu Hause.

- Legen Sie einmal wöchentlich einen Entschlackungstag ein, z.B. als Säftetag.

- Den Stoffwechsel anregende Massagen, wie z.B. Fußreflex-zonenmassage, Lymphdrainage, aber auch entsäuernde Rückenmassagen fördern die Ausscheidung und die Entschlackung.

- Als Entgiftungs- und Entschlackungskur sind Fastenwochen als Säftefasten hervorragend geeignet.

Das Bewegungsnaturell im Säure-Basen-Gleichgewicht

Die folgenden Empfehlungen gelten sowohl für das reine Bewegungsnaturell als auch für das Bewegungs-Empfindungs-Naturell und das Bewegungs-Ernährungs-Naturell. Das Bewegungs-Empfindungs-Naturell hat einen sehr schnellen Stoffwechsel und muss gleichmäßig mit Energie aus der Nahrung versorgt werden. Beim Bewegungs-Ernährungs-Naturell ist der Stoffwechsel natürlich langsamer, sodass schwere, fetthaltige Kost reduziert werden sollte.

Allgemeines

Sie haben sehr viel Bewegung in Ihrem Naturell, d. h. Sie sind ständig körperlich oder geistig in Bewegung. Grundsätzlich haben Sie einen starken Willen, sind zielstrebig, sehr ehrgeizig und besitzen ein Übermaß an Temperament und Spontaneität. Sie entscheiden schnell und sind für alle neuen Dinge offen.

Sie besitzen geistig und körperlich innere Hitze und laufen immer auf Hochtouren. Die Speisen sollten daher nicht zu stark gewürzt werden, da Sie dann Ihr starkes Verdauungsfeuer noch mehr ankurbeln und die Schleimhäute belasten. Ungünstig für Sie wirken salzige, saure und scharfe Speisen.

Sie interessieren sich in der Regel nicht allzu sehr für gesunde Ernährung, wichtig ist Ihnen, dass das Essen schmeckt und schnell auf den Tisch kommt. Sie laufen dabei jedoch Gefahr, der typische Fastfood-Esser zu werden, da Ihnen die Qualität der Nahrung oftmals nicht so wichtig ist. Hauptsache, das Essen geht schnell, da Sie schon wieder ein neues Projekt im Kopf haben. Sie können große Mengen an Säurebildnern über viele Jahre zuführen, ohne ein Zipperlein zu verspüren. Besonders Kaffee, Alkohol, Fleisch und Süßwaren sind Ihnen ans Herz gewachsen, Sie haben lange Jahre den so genannten Saumagen, der alles isst und auch alles verträgt.

Wenn Sie dann durch eine Krankheit Ihre Ernährung umstellen, werden Sie in der Regel in das andere Extrem verfallen, aus einem Allesesser oder Fastfood-Junkie wird ein reiner Rohköstler. Versuchen Sie deshalb, jetzt schon Ihre Zipperlein ernst zu nehmen, und stellen Sie langsam und behutsam Ihre Kost um.

Da Sie ein sehr aktiver Mensch und auch in der Regel beruflich sehr stark engagiert sind, kommen die Entspannung und der Sport als sinnvoller Ausgleich oft zu kurz. Sie brauchen jedoch die Bewegung, um im Gleichgewicht zu bleiben. Ihr hitziges Naturell, das immer etwas bewegen will und Höchstleistungen von sich und auch von anderen fordert, unterstützt den Säurestress in Ihrem Körper. Zum Glück haben Sie eine sehr starke Verdauung und müssen auch nicht auf die Kalorien beim Essen achten, denn durch Ihren schnellen und starken Stoffwechsel nehmen Sie nicht an Gewicht zu. Im Vergleich zum Empfindungsnaturell wird die Energie aus der

Nahrung bei Ihnen länger bereitgestellt. Sie unterzuckern nicht, haben eine gesunde Hautfarbe und sind gut durchblutet. Wenn dies nicht mehr der Fall ist, dann ist Ihr Säure-Basen-Haushalt aus dem Gleichgewicht geraten.

Wärmehaushalt

Sie frieren nie, besitzen eine starke innere Hitze (ein »inneres Feuer«), Sie sehen in der Regel blendend aus, haben eine sprühende Lebensfreude und sind voller Saft und Kraft. Wenn Ihr Körper übersäuert ist, dann sieht man das Ihnen an. Sie wirken ausgebrannt, ergrauen frühzeitig, leiden unter Haarausfall, wirken gereizt, erhitzt und zornig.

Die Ernährung sollte kühlend auf Ihren Stoffwechsel einwirken, um Ihr Naturell auszugleichen. Daraus leiten sich die folgenden Ernährungsempfehlungen ab:

Alles, was kalt und leicht ist, reguliert den Bewegungstyp. Sie benötigen daher eher kühle Getränke sowie bittere, süße und herbe Lebensmittel (z. B. Salate, Gemüse, Hülsenfrüchte). Alles, was Sie zusätzlich erhitzt, ist zu meiden oder stark einzuschränken, wie z. B. sehr scharfe Gewürze, heiße Temperaturen und Dauerstress. Ein schmackhafter Salatteller ist vor der Hauptmahlzeit ideal für Sie. Besonders Wurzelgemüse und Knollengemüse, wie z. B. Möhren, Rote Bete, Rettich etc. sind sehr beliebt. Gerne werden von Ihnen auch süße Speisen verzehrt, die aus Obst mit etwas Quark oder Joghurt, vereinzelt aber auch aus Puddings oder Cremes sein können. Essen Sie jedoch nicht zu oft saure Milchprodukte.

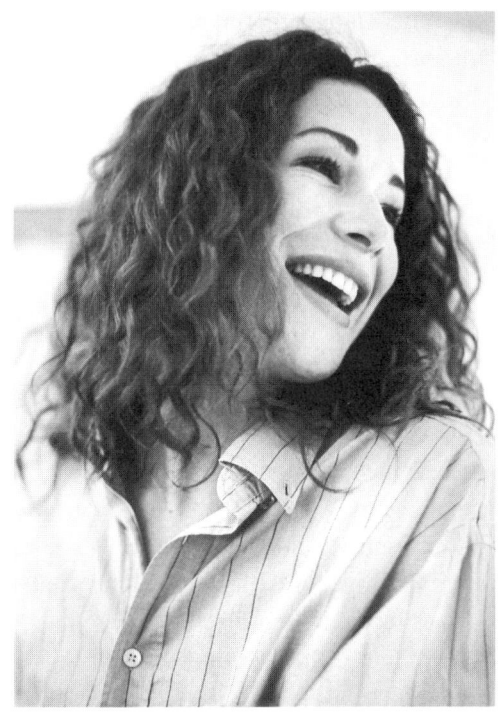

Lachen »ist basisch« und entspannt Ihre Konstitution. – Pflegen Sie z. B. ein Hobby, das Ihnen Spaß und Freude bereitet.

Zum Frühstück können Sie als basischen Start in den Tag öfter ein Müsli verzehren, dies macht Sie lange satt und wird von Ihrem Darm problemlos vertragen. Sie können gerne Trockenfrüchte, Nüsse, Rosinen, Mandelmilch, frisches Obst, Leinöl und etwas Joghurt untermischen, so bleiben Sie für mehrere Stunden satt und zufrieden.

Verdauungsleistung

Sie haben eine sehr starke Verdauungskraft und vertragen nahezu alle Speisen. Sie überstrapazieren dies jedoch sehr oft und werden zum typischen Fastfood-Esser. Durch diese starke Verdauungskraft vertragen Sie die Rohkost-Ernährung sehr gut. Probleme bekommt Ihr Verdauungssystem, wenn Sie zu säurebildend essen. Sie trinken zu viel Kaffee und Alkohol, essen zu viele Süßigkeiten und Kuchen über den Tag verteilt, rauchen oft unkontrolliert eine Zigarette nach der anderen und essen zu viel Fleisch und Wurst. Der stärkste Säurebildner ist jedoch Ihr Stress. Sie sind ein Leistungstyp, der immer Vollgas gibt, Konflikte offen austrägt und sich keine Pausen gönnt. Dies alles hinterlässt Säuren im Stoffwechsel, die Ihre Darmschleimhäute angreifen. Besonders Entzündungen der Dünndarmschleimhaut und der Magenschleimhaut treten auf. Sehr gut für Ihren übersäuerten Magen ist ein Leinsamenschleim. Der frische Leinsamen wird kurz zerquetscht und dann in Wasser fünf Minuten aufgekocht, durch ein Sieb gegeben und lauwarm getrunken.

Tipp

Der Bewegungs-Empfindungs-Typ sollte etwas mehr auf die Bekömmlichkeit der Speisen achten. Zu große Mengen roher Getreidegerichte am Morgen oder zu große Salatteller am Abend werden von ihm schlechter vertragen.

Stoffwechsel

Regelmäßige Mahlzeiten sind beim Bewegungsnaturell insbesondere in Stress-Situationen enorm wichtig. Ihre Kost sollte zu den Hauptmahlzeiten im Wesentlichen aus langkettigen, gesunden Kohlenhydraten bestehen – dazu gehören z. B. Nudeln in allen Variationen, Kartoffel- und Reisgerichte, gesundes Brot, Getreideflocken. Dies sind wertvolle Energiespender, die lange satt machen. Optimal wären Gemüse oder Salate als basische Komponente. Sie können das Gemüse roh oder gedünstet verzehren, je nach Lust und Laune. Auch reifes Obst kann Ihr Darm verdauen, und es kühlt Ihren warmen Stoffwechsel.

Achten Sie auf Ihren Leber-Galle-Stoffwechsel. Dies ist Ihr konstitutionsbedingter Schwachpunkt. Reduzieren Sie deshalb den Konsum von Kaffee und Alkohol, und essen Sie nicht täglich Fleisch oder Wurst. Auch wenn Sie sehr sportlich sind, brauchen Sie keine erhöhten Eiweißmengen, ganz im Gegenteil, Eiweiß säuert Ihren Stoffwechsel, wenn zu viel davon verzehrt wird.

Gewicht

Übergewicht ist beim reinen Bewegungstypen nicht möglich, er kann große Mengen an Süßigkeiten verspeisen, ohne an Gewicht zuzunehmen. Doch genau hierin liegt die Gefahr bei Ihnen. Obwohl Sie immer eine gute Figur haben, kann Ihr Stoffwechsel bereits stark übersäuert sein. Ihre Gelenke

Säure-Basen-Störungen des Bewegungsnaturells

Überanstrengung (leicht reizbar, leicht verärgert, Kritiksucht, überfordert sich und andere), Entzündungen (Haut, Schleimhäute, Gelenke), Ekzeme, leicht gelbe Gesichtsfarbe (Leber-Galle-Stoffwechsel), Gallensteine, Nierensteine, Magen- Darm-Beschwerden, Heißhunger, Durchfall, Sodbrennen, Allergien, Heuschnupfen, Haarausfall und Ergrauen, Gelenkschmerzen, Arthrose, Arthritis, stressbedingte Herzprobleme, Prostataentzündungen.

schmerzen, der Magen produziert zu viel Magensäure, und Ihr Stuhl ist breiig und durchfallartig. Reduzieren Sie also Süßwaren, Limonaden und Backwaren, essen Sie kohlenhydratreich, aber fett- und eiweißarm. So bleibt Ihre Energie am oberen Limit und Ihr Stoffwechsel in Schwung. Denn trotz Ihrer guten Figur können sich durch die vielen Süßigkeiten eine Vielzahl von Schlacken im Körper deponieren, obwohl man es Ihnen nicht ansieht.

Entsäuerungstipps für das Bewegungs- naturell

1. Vitamin- und Mineralienstatus ausgleichen

Stärken Sie Ihren Mineralienhaushalt, Sie sind der »Magnesium-Typ«. Dieses Mineral ist wichtig für jede einzelne Muskelzelle, unterstützt also sehr gut Menschen, die sich intensiv

Tipp

Besorgen Sie sich eine Saftpresse und trinken Sie täglich frisch gepressten Saft oder verzehren Sie mehr magnesiumreiche Lebensmittel.

- **magnesiumhaltige Lebensmittel:** alle grünen Gemüse (z. B. Petersilie, Grünkohl, Brokkoli, Gurken, Fenchel), Bananen, Trauben, Nüsse, Hülsenfrüchte

bewegen. Gleichzeitig wirkt Magnesium auch als Antistress-Mineral, gleicht also Ihren aktiven Tagesablauf aus, ebenso fördert es die Verdauungsprozesse und stärkt das Herz-Kreislauf-System. Sie haben die Möglichkeit, dem Körper mehr Magnesium durch eine magnesiumreiche Ernährung zuzuführen, oder Sie nehmen zeitweise ein gut verträgliches Magnesiumpräparat ein. Besonders durch frisch gepresste Säfte können Sie Ihre Magnesiumversorgung einfach und wirksam verbessern.

2. Typbedingte Schwachstellen verbessern

Stärken Sie Ihr Leber-Galle-System. Sie sind der »Leber-Galle-Typ«: Ihre Schwachstelle ist neben dem Dünndarm in der Regel das Leber-Galle-System. Dies äußert sich in unreiner Haut, Gelenkproblemen, Sodbrennen und unruhiger Verdauung sowie anhaltender Müdigkeit.

Geeignet zur Stärkung des Leber-Galle-Systems sind beispielsweise Mariendistelpräparate und Brottrunk, außerdem sollten Sie den Kaffee- und Alkoholkonsum reduzieren und Gemüse mit Bitterstoffen essen (z. B. Löwenzahn, Chicorée).

Schützen Sie Ihre Magen- und Dünndarmschleimhaut, dies ist ein weiterer Schwachpunkt bei Ihnen. Bei Verdauungsproblemen ist Grüne Tonerde, Leinsamenschleim (siehe Seite 109, »Verdauungsleistung«) oder Kartoffelsaft zum Binden überflüssiger Magensäure im Verdauungstrakt ideal. Bei starken Problemen mit erhöhter Magensäure sollten Sie zeitweise ein gut verträgliches Basenpräparat einnehmen und die Säurebildner Kaffee, Alkohol, Fleisch und Zucker auf ihrem Speiseplan stark reduzieren.

3. Typgerechte Entschlackung

Wenn bei Ihnen die Gelenke schmerzen, die Haut unrein ist und der Magen zu viel Säure bildet, sollten Sie Ihren Stoffwechsel entlasten und entschlacken. Folgende Varianten sind möglich:

a) Sie können unsere basische typgerechte Entsäuerungswoche für zu Hause durchführen (siehe Seite 190 ff.) und sich langfristig an dieser Kost orientieren. So werden Sie satt, der Stoffwechsel scheidet seine Säuren aus, und Sie spüren schon nach wenigen Tagen eine Verbesserung Ihrer Beschwerden.

b) Wenn Sie einmal jährlich intensiv Ihren Körper entsäuern möchten, so ist das Früchtefasten für Sie ideal (siehe Seite 149 ff.). Die Früchte kühlen Ihren Stoffwechsel, bauen Entzündungsstoffe ab, versorgen Sie ausreichend mit Energie. Außerdem werden Magen und Dünndarm gereinigt und saniert.

Das Schöne am Früchtefasten ist, dass Sie so viel Obst und Fruchtgemüse essen dürfen, bis Sie satt sind, und trotzdem intensiv entsäuern.

c) Damit die Säureprobleme erst gar nicht zu intensiv werden, sollten Sie regelmäßig, idealerweise wöchentlich, Ihren Säure- Basen-Haushalt ausgleichen. Das geht ganz einfach: Essen Sie an einem Tag in der Woche ausschließlich sonnengereifte Früchte. Zaubern Sie sich wunderbare Früchteteller mit Mango, Papaya, Ananas, Melonen etc., abends essen Sie dann Fruchtgemüse wie z. B. Paprika, Tomaten, Zucchini, Pilze, Avocado und Gurken kombiniert mit einem leckeren Gemüsedip. Sie dürfen essen, so viel Sie wollen, bleiben also ausgeglichen und zufrieden – so macht Entschlacken richtig Spaß. Planen Sie am besten einen festen Tag in der Woche regelmäßig als Früchtetag ein.

Und falls Sie in der kalten Jahreszeit einmal keine Lust auf Früchte haben, können Sie auch einen Joker-Entschlackungstag in Form eines Kartoffeltags (siehe Info auf Seite 217) einlegen.

4. Entsäuern durch Bewegung

Die Bewegung entspricht Ihrem Naturell, Sie haben einen muskulösen Körperbau, sind dynamisch und voller Energie. Ausdauersport jeder Art ist ideal für Sie. Sie bevorzugen auch gerne Extremsportarten, um Ihre Grenzen auszuloten oder sogar zu überschreiten. Bleiben Sie in Ihrem Leben immer in

Tipp

Achten Sie bei täglichem Sport auf eine gesunde basische Ernährung mit ausreichend Magnesium, da ansonsten Ihr Stoffwechsel die typbedingten Verschleißerscheinungen, wie z. B. Arthrose, Fersensporn, Knie- und Gelenkprobleme verursachen kann.

Bewegung, lassen Sie es nicht zu, dass beruflicher oder privater Stress es Ihnen nicht mehr ermöglicht, ausreichend Sport zu treiben.

5. Darmentgiftung – Darmsanierung

Trinken Sie regelmäßig Kanne Brottrunk, so stärken Sie einfach und natürlich Ihr gesamtes Verdauungssystem. Trinken Sie den Brottrunk bitte stark verdünnt mit Wasser. Wenn Sie Ihr Leber-Galle-System durch Brottrunk stärken wollen, so trinken Sie noch 1 bis 2 Gläser, bevor Sie zu Bett gehen. Verdünnen Sie den Brottrunk so stark mit Wasser, dass er für Ihren Magen- Darm-Trakt bekömmlich ist. Die Leber hat nämlich Ihre Hauptentgiftungszeit nachts zwischen ein und drei Uhr, so stellen Sie sicher, dass die wertvollen leberentgiftenden Inhaltsstoffe aus dem Brottrunk die Leber optimal erreichen.

6. Omega-3-Fettsäuren

Diese wertvollen Fettsäuren stärken Ihr Herz-Kreislauf-System und schützen Sie vor Entzündungen. Besonders Ihre Magen- und Darmschleimhaut, aber auch Haut und Gelenke werden durch die Omega-3-Fettsäuren gestärkt. Essen Sie täglich 2 Esslöffel Leinöl untergemischt in etwas Joghurt. Zusätzlich können Sie frischen, fetthaltigen Fisch oder auch vereinzelt eine Avocado als Omega-3-Quelle genießen.

7. Entsäuern durch Flüssigkeit

Sie brauchen die Bewegung und sollten durch regelmäßigen Sport Ihrem Bewegungsdrang nachgehen. Da Sie durch das viele Schwitzen auch Flüssigkeit verlieren, ist das Trinken für Sie sehr wichtig. Neben Wasser ohne Kohlensäure können Sie nach dem Sport auch Apfelsaftschorle trinken. Trinken Sie mindestens 2 Liter Wasser ohne Kohlensäure am Tag, dies entlastet Ihre Gelenke und sorgt für eine gesunde Haut. Auch für Sie gilt die Regel, pro Kilogramm Körpergewicht ca. 20 Milliliter Wasser ohne Kohlensäure täglich zu trinken. Wenn Sie täglich Sport treiben, sollten Sie die Wassermenge noch etwas erhöhen.

8. Basische Nahrungsergänzung

Optimal ist einmal jährlich eine Leber-Galle- Reinigung. Diese können Sie sehr gut mit der Mariendistel durchführen. Die Mariendistel ist eine Pflanze mit leberentgiftenden Inhalts-

Blutwerte

Falls Sie Ihre Blutwerte kontrollieren lassen, achten Sie bitte regelmäßig insbesondere auch auf Ihren Magnesiumspiegel sowie neben den Entzündungswerten auf die Leber- und Gallenwerte.

stoffen, den so genannten Silimarinen. Entscheidend ist, ein Präparat einzunehmen, das einen ausreichend hohen Silimaringehalt besitzt. Falls Sie die klassischen Lebersymptome, wie z. B. Kopfschmerzen, Müdigkeit, Juckreiz, Hautreaktionen, Ekzeme, Durchfall etc. aufweisen, ist eine Entsäuerung des Stoffwechsels sinnvoll und notwendig. Weitere Infos erhalten Sie unter www.vitalife-fastenversand.de.

Für Ihre Knochen und Gelenke sind Glukosamine und Chondroitine zur Behandlung von Arthrose sehr gut geeignet. Falls bei Ihnen bereits durch Überlastung Knorpelabbau im Knie und in der Hüfte stattgefunden hat, so setzen Sie die Stoffe zum Knorpelaufbau ein, kombiniert mit Vitamin C, Mangan und einer basischen Kost.

Typgerechte Lebensweise für das Bewegungsnaturell

Sie suchen ständig die Herausforderung, sind voller Tatendrang und brauchen immer das Gefühl, etwas geleistet zu haben.

Ernährungsempfehlungen für das Bewegungsnaturell

Für das Bewegungsnaturell zu empfehlen

Gemüse und Salate alle Sorten besonders im rohen Zustand (Rohkost wird sehr gut vertragen), alle grünen Salate, Kresse, Radicchio, Blumenkohl, Rosenkohl, Brokkoli, Paprika (mild), Gurken, Zucchini, Kürbis, Sellerie, Sprossen, Möhren, Pilze, Artischocken, pflanzliche Aufstriche (statt Wurst oder Käse)

Obst alle Sorten im reifen und süßen Zustand, Bananen, Äpfel, Birnen, Pfirsiche, Aprikosen, Erdbeeren, Himbeeren, Mango, Papaya, Trauben, Melonen

Säfte alle frisch gepressten Obst- und Gemüsesäfte

Nüsse Sonnenblumenkerne, Kürbiskerne, Kokosnüsse

Getreide gegartes, aber auch rohes Getreide wird gut vertragen, z. B. Haferflocken und alle anderen Getreideflocken, Vollkornbrot, Nudelgerichte, Gerste, Hafer, Weizen, Reis (z. B. Basmatireis oder brauner Reis), Buchweizen, Roggen

Kräuter und Gewürze neutrale Kräuter wie z. B. Petersilie, Dill, Schnittlauch, Minze, Fenchel; in geringen Mengen Ingwer, schwarzer Pfeffer, Kurkuma

Milchprodukte Butter, Sahne, Crème fraîche, Hüttenkäse

Tierische Produkte in kleinen Mengen Geflügel, Fisch und Wild

Hülsenfrüchte Erbsen, Bohnen, Sojaprodukte (z. B. Tofu)

Fette und Öle kaltgepresstes Olivenöl, Sojaöl

Natürliche Süßungsmittel Ahornsirup, Birnendicksaft

Das sollten Bewegungsnaturelle reduzieren

- alle salzigen, sauren, scharfen und stark gewürzten Speisen, die den Körper zusätzlich erwärmen: scharfe Paprika, Peperoni, Rettich, Radieschen, rohe Zwiebeln, Auberginen, Chili
- alle Sauermilchprodukte wie Joghurt, Quark, Käse, Sauerrahm, Buttermilch, denn sie säuern Ihren Verdauungstrakt an
- Sesam und Cashewkerne, Mandeln, Sesamöl, Mandelöl
- Linsen, sauer eingelegtes Gemüse, z. B. Essiggurken, Sauerkraut, scharfe und wärmende Gewürze (z. B. Chili, Pfeffer, Anis, Nelken, Kümmel, Knoblauch), Salz, Essig, Ketchup
- saure Früchte wie z. B. Grapefruit, Zitronen, Orangen, Sauerkirschen
- weißer Zucker, Honig, Süßwaren, Limonaden, Backwaren, heiße Getränke (überhitzen den Stoffwechsel zusätzlich, besonders im Sommer)
- Alkohol, Süßigkeiten, Schokolade, Kaffee (wir empfehlen grünen Tee oder säurefreien Kaffee)
- Fastfood, Rindfleisch, Schweinefleisch, Wurst und alle Meerestiere

Wichtig!

Wenn Sie bestimmte Lebensmittel reduzieren sollen, heißt das jedoch nicht, dass Sie diese ganz aus Ihrem Essensplan streichen müssen. Die Empfehlung besagt lediglich: Diese nur ab und zu und in kleinen Mengen verzehren.

Sie sind den ganzen Tag über mit etwas beschäftigt, gönnen sich jedoch keine Ruhe. Mit der Zeit kostet Sie dies immer mehr Energie. Sie powern aus, geraten ins Ungleichgewicht und gesundheitliche Beschwerden können sich einstellen.

**Das Leitthema heißt »Mäßigung«,
d. h. die Aktivitäten in Ruhe angehen
und sich Zeit nehmen!**

- Sie arbeiten den ganzen Tag unermüdlich. Treten Sie trotz aller Power und Energie ab und zu auf die Bremse.
- Gestalten Sie Ihren Tagesablauf mit mehr Muße und Ruhe. Versuchen Sie Stress, Hektik und Zeitdruck zu vermeiden. Planen Sie Ihre Termine großzügig, sehen Sie größere Zeitpuffer vor.
- Lernen Sie auch, einmal Nein zu sagen, nicht immer neue Projekte anzunehmen. Versuchen Sie auch mehr zu delegieren, anstatt alles selbst machen zu wollen.
- Sie streben oft nach Perfektionismus und setzen sich selbst dadurch stark unter Druck. Seien Sie nicht so streng zu sich selbst. Versuchen Sie nicht immer perfekt sein zu wollen, oft genügen statt der angestrebten 150 % bereits 80 %. Dadurch sparen Sie viel Energie.
- Führen Sie ein Erfolgsjournal, in dem Sie täglich Ihre Ergebnisse notieren. So sehen Sie, was Sie in einer Woche erreicht haben. Dies bringt Ihnen mehr Stabilität und Ruhe. Und genießen Sie auch einmal Ihren Erfolg und Ihr Er-

reichtes in Ruhe, anstatt sofort wieder das nächste Projekt zu starten.

- Nehmen Sie sich mehr Zeit für sich, und achten Sie vermehrt auf Ihr Gefühl, das Ihnen sagt, was Ihnen guttut und was nicht. Fördern Sie auch Ihr weniger stark ausgeprägtes Ruheempfinden und Ihren Gefühlsbereich.
- Beachten und leben Sie verstärkt auch die kleinen und schönen Dinge im Leben (z.B. einen Spaziergang, das Hören von Entspannungsmusik, das Lesen eines schönen Buchs, Kerzenlicht).
- Gönnen Sie sich liebevolle Behandlungen, manuelle Therapie (wie z.B. Massagen, Entspannungsverfahren). Ideal wäre z.B. Muskelentspannung nach Jacobson, da dies ein aktives Entspannungsverfahren ist und somit Ihrem Naturell sehr entgegenkommt.
- Legen Sie einmal pro Woche einen »Gammeltag« ein, an dem Sie nur Dinge tun, die Ihnen Spaß machen und die keine Verbindung zu Ihrem Beruf haben.
- Keine zu langen Aufenthalte in starker Hitze und Sonne. Sauna reduzieren.
- Gehen Sie Ihrem natürlichen Bewegungsdrang nach. Sie brauchen täglich Sport! Ideale Sportformen: Joggen, Rad fahren, Schwimmen, Skilaufen, Wandern, Bergsteigen, Reiten. Ausdauersport jeglicher Art.
- Als Entgiftungs- und Entschlackungskur sind Fastenwochen in Form von Früchtefasten ein- bis zweimal im Jahr hervorragend geeignet.

Das Empfindungsnaturell im Säure-Basen-Gleichgewicht

Die folgenden Empfehlungen gelten für Sie, wenn Sie ein reines Empfindungsnaturell sind (Sie haben von den anderen beiden Naturellen nur wenige Punkte), wenn Sie ein Mischnaturell sind, jedoch mit dem Schwerpunkt Empfindungsnaturell (Sie haben viele Punkte beim Empfindungsnaturell, jedoch etwas weniger bei einem der anderen beiden Naturelle). Die Mischnaturelle Empfindung-Ernährung und Empfindung-Bewegung haben Sie schon bei den Erklärungen zum Ernährungs- und Bewegungsnaturell kennengelernt.

Allgemeines

Als Empfindungsnaturell wollen Sie ständig Ihre körperliche Leistung verbessern. Die gesamte Gesundheitsliteratur haben Sie in den letzten Jahren bereits studiert, vielleicht haben Sie auch schon die Vollwertkost, die Rohkost oder andere Ernährungsformen ausprobiert. Doch Hand aufs Herz, ging es Ihnen mit den rohen, vollwertigen Lebensmitteln auf dem Speiseplan wirklich besser? Vertragen Sie Vollwertbrot wirklich sehr gut, oder bekommen Sie Blähungen, Darmkrämpfe und einen Blähbauch?

Die Ernährung hat die Aufgabe, Ihre Schwachstellen zu verbessern und Ihre Stärken zu stärken, damit Sie leistungsfähig bleiben oder werden. Die Schwachstellen beim Empfindungsnaturell sind der Magen- Darm-Trakt, der Wärmehaushalt sowie die schlechte Verwertung der Speisen.

Tipp

Falls Sie ein Empfindungs-Ernährungs-Typ sind, sollten Sie bei Sahne und Co. die fettarme Variante wählen und mit Fetten und Ölen allgemein etwas sparsamer sein als der reine Empfindungs-Typ, da sonst das Gewicht ansteigt.

Unsere Empfehlungen werden Ihnen helfen, die Nahrung im Darm besser zu verdauen, die Energie im Körper gleichmäßiger zu verteilen und somit Ihren kalten Wärmehaushalt auszugleichen. Neben diesen körperlichen Voraussetzungen sollte Ihr Umfeld ebenso entspannt und harmonisch sein. Dies ist ganz wichtig für Ihr Naturell. Sie sollten beispielsweise auf eine ruhige und schöne Atmosphäre während der Mahlzeiten achten, da Sie sehr sensibel auf die Stimmung beim Essen reagieren, d. h. keine Aktivitäten nebenbei wie z. B. Fernsehen, Lesen etc. Versuchen Sie auch, Probleme in der Familie nicht beim gemeinsamen Essen zu lösen.

Fördernd sind die Geschmacksrichtungen salzig, sauer und süß. Ungünstig sind die Geschmacksrichtungen bitter, herb und scharf. Sie haben ein sehr gutes Geschmacksempfinden, bevorzugen stilvolles Essen und eher kleinere Portionen. Ihr

Körperbau ist klein und feingliedrig, deshalb sind Ihre Portionen in der Regel auch wohl dosiert. Derbe Hausmannskost ist nicht Ihr Fall und für Ihren schwachen Magen-Darm-Trakt auch nicht empfehlenswert.

Ihr Leitthema ist die Regelmäßigkeit, also achten Sie bitte auf die regelmäßige Einnahme der Mahlzeiten. Fastfood und Fertiggerichte werden von Ihnen schlecht verdaut und langfristig nicht vertragen. Sie haben keinerlei Probleme mit Ihrem Gewicht, benötigen jedoch etwas Fett und auch Eiweiß, um Ihren Stoffwechsel im Gleichgewicht zu halten. Sie können also mit gutem Gewissen, Sahne, Crème fraîche, saure Sahne und Butter an die Speisen geben.

Wärmehaushalt

Sie besitzen ein kaltes und trockenes Naturell. Sie benötigen daher Wärme in jeder Form, um Ihr Naturell zu beruhigen und den Säure-Basen-Haushalt auszugleichen.

Ihnen ist deshalb immer kalt, Sie ermüden sehr schnell und neigen zu kalten Füßen und kalten Händen. Daraus leiten sich die Ernährungsempfehlungen mit dem Schwerpunkt »Wärme zuführen« ab. Schwere, ölige und warme Mahlzeiten gleichen den Säure-Basen-Haushalt aus. Sie sollten viele warme Getränke den Tag über verteilt zu sich nehmen: z.B. Kräutertee, Yogitee oder Ingwertee (wirkt erwärmend), heiße Zitrone. Rohe Lebensmittel wie Salate und Obst spielen eine untergeordnete Rolle in der Ernährung, da sie kühlen und vom Darm schlecht zu verwerten sind. Hören Sie bitte auf, jeden Morgen nur Obst zu verzehren, dies kühlt Sie noch mehr aus und belastet Ihr Verdauungssystem. Besonders in der kalten Jahreszeit ist das kühlende Obst eine schlechte Wahl für Ihren Stoffwechsel. Wenn Sie bereits starke Darmprobleme oder andere Übersäuerungskrankheiten haben, dann verzichten Sie bitte komplett auf rohe, kühlende Lebensmittel.

Optimal ist morgens ein warmer Getreidebrei aus Dinkelschrot oder Hafer mit verdauungsanregenden, wärmenden Gewürzen wie z. B. Zimt, Ingwer, Kardamom etc. Anstatt Milch nehmen Sie Mandelmilch, die bringt Ihnen Energie und macht lange satt. Dazu einfach 1 bis 2 Esslöffel Mandelmus, 1 grob zerkleinerte Banane und 250 Milliliter Wasser im Mixer pürieren.

Mittags ist eine warme Gemüsecremesuppe mit Kartoffeln oder Getreide gebunden als Vorspeise oder auch als Hauptgericht ideal, dies wärmt Ihren Stoffwechsel und schont Magen und Darm. Rohkost sollten Sie nur als Beilage und nach Lust und Laune verzehren, aber nie nur weil es gesund sein soll, obwohl Sie es gar nicht mögen.

Die Hauptmahlzeit sollte bei Ihnen immer warm sein und aus einer Kohlenhydratkomponente mit gedünstetem Gemüse bestehen. Wie wär's mit schmackhaften Nudelgerichten, Kartoffelvariationen, Reisgerichten etc., gerne auch mit einer raffinierten Sahnesoße?

Als Gewürze sind Zimt, Kardamom, Ingwer, Kurkuma, Kreuzkümmel und schwarzer Pfeffer für Sie unverzichtbar. Diese Gewürze wärmen den Stoffwechsel und sind gleichzeitig entzündungshemmend. Während Sie Zimt und Vanille sehr gut für Ihren morgendlichen Getreidebrei verwenden können,

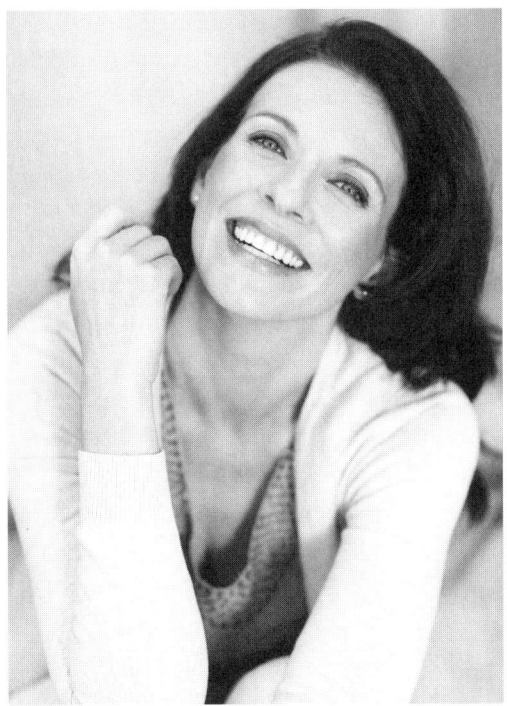

Die wertvollen Omega-3-Fettsäuren wirken durchblutungsfördernd und damit positiv auf Gehirn, Augen und Haut.

sind die anderen Gewürze sowohl ideal zum Verfeinern der Soßen als auch zum Würzen von Gemüse.

Besonders die wertvollen Fette erwärmen den Stoffwechsel. Deshalb sollten Sie täglich Leinöl den Speisen zuführen. Leinöl enthält lebensnotwendige Omega-3-Fettsäuren. Diese mehrfach ungesättigten Fettsäuren haben eine entzündungshemmende und wärmende Wirkung. Menschen, die leicht frieren, haben eine schlechte Durchblutung, die Energie gelangt nicht in die feinsten Kapillaren der Finger und der Füße. Das richtige Fett ist der ideale Wärmespeicher und stärkt zudem noch die schwache Darmschleimhaut. Sie sollten täglich 2 bis 4 Esslöffel Leinöl zuführen, entweder mit dem Müsli oder in Fruchtsaft bzw. in Joghurt oder Quark gerührt – je nach Geschmack.

Verdauungsleistung

Sie sind der Typ, dem die kleinsten Probleme direkt auf den Magen schlagen. Doch Ärger und Stress bringen Ihren Säure-Basen- Haushalt aus dem Gleichgewicht. Dies führt unter anderem zu einer sehr schwachen Verdauung. Verstopfung und Blähungen sind beim Empfindungsnaturell oftmals die ersten Anzeichen, wenn der Säure-Basen- Haushalt aus seinem Gleichgewicht kommt. Besonders eine schwache Leistung der Verdauungsdrüsen, die in der Folge nicht mehr ausreichend Verdauungssaft zur Verfügung stellen, ist bei Ihnen die Folge einer Säure-Basen-Störung.

Besonders wichtig für Sie ist eine verdauungsfreundliche Ernährung. Das Gemüse wird im Allgemeinen im rohen Zustand schlecht vertragen und sollte leicht gedünstet zugeführt werden, am besten in Form von Gemüsesuppen; Eintöpfe und Aufläufe, rohe Salate sollten nur in kleinen Mengen verzehrt werden und wenn, dann am besten mittags, kombiniert mit einer warmen Mahlzeit. Im Sommer können mehr Salate und Obst verzehrt werden, im Winter kühlen die rohen Speisen

Tipp

Wenn Sie ein Empfindungs-Bewegungs-Naturell sind, dann haben Sie eine stärkere Verdauungskraft, können mehr Lebensmittel roh verzehren und besitzen auch einen besseren Wärmehaushalt. Testen Sie, wie viel rohe Kost Sie vertragen, im Sommer sicherlich mehr als zur kälteren Jahreszeit.

Sie zu sehr aus. Da Sie zu Blähungen neigen, sind Sie bitte vorsichtig bei blähenden Lebensmitteln (Kohl, Hülsenfrüchte, rohes Getreide) und blähenden Lebensmittel-Kombinationen (z.B. Müsli: rohes Getreide mit Obst!) Essen Sie bitte nicht den so genannten Frischkornbrei, er ist für Ihren Magen-Darm-Trakt zu schwer verdaulich, bildet Gärungssäuren im Darm. Erwärmen Sie immer das Getreide, weichen Sie es geschrotet abends ein und kombinieren Sie es am besten mit leicht gewärmtem Obst. Den Obstsalat sollten Sie erwärmen und mit den wärmenden Gewürzen wie Zimt, Ingwer und Kurkuma verfeinern. Reines Vollkornbrot wird von Ihnen schlecht vertragen, deshalb sollten Sie das Brot toasten, so wird es bekömmlicher, oder Sie weichen direkt auf Mischbrot aus.

Stoffwechsel

Sie haben einen sehr schnellen Stoffwechsel, Ihr Körperbau ist leicht, Sie sind schlank und wirken eher zierlich. Wichtig ist, dass Sie Ihrem Körper gleichmäßig Energie aus der Nahrung zur Verfügung stellen. Wenn dies nicht gelingt, erschöpfen Sie relativ schnell.

Raffinierte Kohlenhydrate wie Süßwaren, Backwaren und Limonaden werden bei Ihnen zu schnell in Energie umgewandelt. Die Energie kann dauerhaft nicht bereitgestellt werden, weil auch über den Darm die wertvollen Vitamine und Mineralien nicht optimal aufgenommen worden sind. Diese Basen bildenden Vitalstoffe sind jedoch zur Verarbeitung der Zucker notwendig. Aus diesem Grund neigen Sie zu Blässe, Unterzuckerung, niedrigem Blutdruck. Dies führt in der Regel zu Heißhunger auf Süßes, da die Energie auch schnell verbraucht wird und abfällt. Sie wirken nervös und aufgedreht, ermüden nach Anstrengung auch sehr schnell. Ihr Blutzucker geht schnell rauf und runter durch die ständigen süßen Zwischenmahlzeiten.

Regelmäßige Mahlzeiten mit gesunden Kohlenhydraten (Kartoffeln, Nudeln, Reis, gutes Brot, Getreide) und kleinere Zwischenmahlzeiten tagsüber sind für Sie sehr wichtig, da Sie sonst unterzuckern. Insbesondere wertvolle Fette (z. B. Olivenöl, Leinöl, Butter, Sahne, Avocado) und gesundes Ei-

Tipp

Als Empfindungs-Bewegungs-Naturell benötigen Sie unbedingt regelmäßige Mahlzeiten, die immer eine Kohlenhydratkomponente und auch vereinzelt wenig Eiweiß enthalten. Sonst zehren Sie zu schnell aus, wenn Sie einseitige Ernährungsformen praktizieren.

weiß wirken ausgleichend auf den Blutzuckerspiegel. Eiweiß ist darüber hinaus für den Zellaufbau und die Zellregulation wichtig. Ihnen reichen kleine Eiweißmengen, Geflügel und Fisch sind besser als Wurst und Schweinefleisch. Leicht verdaulich sind Frischkäsesorten und Hüttenkäse. Wenn Sie vegetarisch leben, essen Sie Mandel- und Sesammus, Kartoffeln und Ei sowie als Hülsenfrüchte nur leicht verdauliche rote Linsen und gesundes Dinkelbrot (getoastet). Verdünnen Sie Ihren Joghurt mit etwas Wasser, ebenso Quark, dann ist er für Sie bekömmlicher.

Gewicht

Was für viele ein ewiges Problem darstellt, nämlich das Gewicht konstant zu halten oder sogar abzunehmen, ist bei Ihnen genau umgekehrt. Sie haben keine Probleme mit Übergewicht, da Sie einen schnellen Stoffwechsel besitzen. Bei zu viel Stress, Sorgen und Kummer laufen Sie sogar Gefahr, zu dünn zu werden. Doch Untergewicht ist problematisch, da Sie dadurch noch mehr frieren und weniger leistungsfähig werden. Ihr Nervensystem wird dann immer sensibler, und Ihre Zipperlein wie Zittrigkeit, Nervosität, Schlaflosigkeit, schuppige, trockene Haut, Kopfschmerzen etc. werden sich verstärken. Aus diesem Grund sind regelmäßige Mahlzeiten wichtig für Sie.

Essen Sie zu jeder Mahlzeit wertvolle gesunde Kohlenhydrate in Form von Brot, Getreideflocken, Getreidebrei, Kartoffeln, Nudeln, Reis, Möhren, Kürbis etc. Zwischendurch sollten Sie immer einen Snack parat haben, beispielsweise einen Energieriegel, Bananen, Vollkornkekse, Nuss-Schnitten, Nüsse, Buttermilch, Joghurt etc. Wenn Sie die Mischung Empfindung-Bewegung sind, dann sind die Zwischenmahlzeiten für Sie unverzichtbar. Ein Empfindungsnaturell ist immer in Bewegung und muss die verbrauchte Energie dem schnellen Stoffwechsel ständig zuführen.

In stressigen Phasen sollte eine Zwischenmahlzeit beim Empfindungsnaturell am besten warm sein. Ideal ist eine Gemüsesuppe, die Sie in einer Thermoskanne beispielsweise auch mit an Ihren Arbeitsplatz nehmen können. Denken Sie immer daran, dass Sie wärmende basische Lebensmittel und Speisen brauchen, um Ihren Säure- Basen-Haushalt im Gleichgewicht zu halten. Essen Sie keine großen Mengen an Rohkost zwischendurch, dies ist für Ihr Naturell ungeeignet und säuert den Stoffwechsel.

Tipp

Wenn Sie ein Empfindungs-Ernährungs-Naturell sind, sollten Sie die Kohlenhydrate abends reduzieren und nicht zu oft in Kombination mit Eiweiß oder Fett verzehren. Dies geht bei Ihnen schneller auf die Hüfte als bei anderen Typen.

Unverzichtbar, um Ihr Gewicht zu halten, sind Fette in Form von Sahne, saurer Sahne, Crème fraîche etc., von wertvollen Pflanzenölen wie Oliven- oder Sojaöl, die Sie zur Speisenzubereitung verwenden können.

Damit Ihr Gewicht langfristig konstant bleibt, sollten Sie abends warm essen und zwar Kohlenhydrate kombiniert mit Eiweiß. Kohlenhydrate sind Ihr »Superbenzin« und liefern schnell Energie. Solange Kohlenhydrate im Blut sind, wird Insulin ausgeschüttet, und die Fettverbrennung ist blockiert. Die höchste Insulinausschüttung hat die Kombination Kohlenhydrate plus Eiweiß. Also hören Sie auf, abends große Salatteller zu verspeisen, die Sie nicht verdauen können. Essen Sie ein schmackhaftes Nudelgericht mit einer Sahnesoße, ein Risotto mit Pilzen, Pellkartoffeln mit Kräuterquark und dazu vereinzelt etwas Geflügel oder Fisch. Warmes gedünstetes Gemüse als Gemüsepfanne, Gemüsesuppe, Gemüseauflauf schafft den basischen Ausgleich und sollte immer auf Ihrem Speiseplan stehen.

Säure-Basen-Störungen des Empfindungsnaturells

Schwaches Nervensystem (Ruhelosigkeit, Unruhe, Ängstlichkeit, Sorgen, aufopfernd für andere), Untergewicht, Verstopfung, Blähungen, unregelmäßiger Stuhlgang, Stoffwechselstörungen (ständig kalte Hände und Füße, Kälteschauer), energielos, müde, blass, erschöpft, raue und spröde Haut und Haare, nervöser Magen, Schwindel, Schlafstörungen, Kopfschmerzen, Migräne, Unterzuckerung, niedriger Blutdruck, Schilddrüsenüberfunktion, Wirbelsäulenprobleme

Entsäuerungstipps für das Empfindungsnaturell

1. Vitamin- und Mineralienstatus ausgleichen

Da die Aufnahme von wichtigen Aminosäuren, Vitaminen und Mineralien – hier besonders von Eisen, Kalzium, Vitamin-B-Komplex und Vitamin C – nicht optimal ist, sollten Sie ausgewogen essen und leicht verdauliche Speisen zuführen. Die Nährstoffmängel resultieren bei Ihnen aus der unregelmäßigen Verdauung. Sie nehmen zu wenig Nährstoffe aus dem Essen über den Darm in den Körper auf, da die Nahrung im Verdauungssystem nicht richtig aufgeschlossen wird. Zuckerreiche Lebensmittel wie Süßwaren, süße Backwaren und Limonaden schwächen Ihren Darm, leicht gedünstete Speisen und frisch gepresste Säfte dagegen stärken Ihr Verdauungssystem. Bei Ihnen kann auch ein basisches Nahrungsergänzungsmittel den Mangel an wichtigen basischen Vitalstoffen ausgleichen.

2. Typbedingte Schwachstellen verbessern

Langfristig sollten auch Ihre Gefäße stabil bleiben. Durch einen hohen Zuckerkonsum kommen Ihre Leber und Ihre Bauchspeicheldrüse über Jahre in Stress, um die Gefäße frei zu halten. Besenreiser und Krampfadern sind die ersten Anzeichen, dass die Gefäße eine intensivere Reinigung benötigen. Der beste Reiniger für Ihre Gefäße ist Vitamin C. Ideal ist daher eine Kur mit frisch gepressten Säften, immer mor-

Tipp

Empfindungs-Ernährungs-Naturelle können die frisch gepressten Säfte auch als Frühstück einsetzen, ebenso Ernährungs-Bewegungs-Typen. Hingegen benötigen Empfindungs-
Bewegungs-Naturelle neben den frisch gepressten Säften
noch ein reichhaltiges Frühstück, um länger satt zu bleiben.

gens regelmäßig getrunken, beispielsweise Möhren-Apfel-Saft
oder Sellerie-Möhren-Orangen-Saft etc. Frisch gepresste Säfte
belasten den Darm nicht, werden leicht ins Blut aufgenommen und reinigen durch den hohen Enzymgehalt optimal die
Gefäße.

3. Typgerecht entschlacken

Ein Empfindungsnaturell muss nicht entschlacken, um ein
paar Kilo zu verlieren, denn das Gewicht ist bei diesem
Typ immer im Normbereich. Die Entschlackung ist bei Ihnen wichtig, um den Dickdarm zu entlasten, zu reinigen
und zu sanieren. Dies bringt Ihnen neue Power und Energie. Denn nach der Entschlackung werden die wertvollen
Mineralien und Vitamine besser über den Darm ins Blut
aufgenommen. Da Sie offen für alles sind, was Ihrer Gesundheit guttut, werden Sie sicherlich die folgenden Mög-
lichkeiten der Entschlackung kinderleicht in Ihren Jahres-
plan einbauen.

a) Wenn Ihre Darmprobleme zu groß werden, sollten Sie Ihren Darm sanieren und entlasten. Praktizieren Sie dann doch einfach konsequent unsere basische typgerechte Entsäuerungswoche für zu Hause. Die leckeren basischen Rezepte (siehe Seite 218 ff.) bringen Ihr Naturell wieder ins Gleichgewicht, und Sie sanieren den gesamten Verdauungstrakt. Natürlich können Sie die basische Entsäuerungswoche auch einmal jährlich als Prophylaxe durchführen, um den Säure-Basen-Problemen vorzubeugen.

b) Als Entsäuerung ist das Suppenfasten ideal für Sie. Führen Sie ein- bis zweimal jährlich eine typgerechte Fastenkur als reines Suppenfasten durch (siehe Seite 151 ff.). Die Suppen sind ideal für Ihren Darm, wärmen den Körper und sorgen für einen ausgeglichenen Blutzuckerspiegel. Auch Ihre konstitutionsbedingten Schwachstellen, wie beispielsweise Kopfschmerzen und Migräne, Blähungen, Magenprobleme und die trockene Haut werden durch das Suppenfasten erheblich verbessert, teilweise sogar ganz geheilt. Sie fühlen sich während der Fastenzeit durch die warmen Suppen vital und leistungsfähig.

c) Sie können auch regelmäßig einmal pro Woche Ihren Stoffwechsel entsäuern, indem Sie einen reinen Suppentag einlegen. Essen Sie an diesem Tag morgens eine schmackhafte Hafercremesuppe, mittags und abends je eine feine Gemüsesuppe. Sie können ruhig zwei bis drei Teller pro Mahlzeit essen, so viel bis Sie satt sind. Wie Sie bereits wissen, sind die warmen Gemüsesuppen ideal, um Ihren schwachen Magen-Darm-Trakt zu entlasten. Gleichzeitig wärmen die Suppen Ihren kalten Stoffwechsel.

4. Entsäuern durch Bewegung

Sie sind ein Ästhet und mögen die Schönheit der Bewegung. Ihr graziler, feingliedriger Körperbau ist gelenkig und erlaubt Sportarten wie Ballett, Tanz, Reiten, Gymnastik, Yoga, Qi-Gong, etc. Die Bewegung ist für Sie der ideale Ausgleich zum stressigen Alltag. Lassen Sie sich diese Zeiten bitte nicht nehmen. Sie kümmern sich im Alltag durch Ihr stark ausgeprägtes Harmoniebedürfnis immer erst um andere Menschen und stellen Ihre eigenen Bedürfnisse zurück. Die regelmäßige Bewegung entsäuert Ihren Stoffwechsel und hilft nicht nur, Ihren Akku aufzutanken, sondern streichelt auch Ihre Seele. Ausdauersportarten sind dagegen für Sie nicht so gut geeignet.

5. Darmsanierung – Darmentgiftung

Sie sind der »Darmtyp«. Der Dickdarm ist in der Regel Ihre konstitutionsbedingte Schwachstelle. Dies äußert sich in Verstopfungen, Blähungen, Druckgefühlen, Krampfadern, Kopfschmerzen, etc. Falls Sie akute Darmprobleme haben – etwa durch zu reichlichen Konsum von Süßigkeiten, oder auch durch Ärger oder Stress – so essen Sie alle Speisen nur gedünstet oder erhitzt. Besorgen Sie sich weiterhin wärmende Gewürze wie Ingwer, Kurkuma, Kardamom, Curry, schwarzen Pfeffer, Zimt und Kreuzkümmel, und setzen Sie diese den Speisen zu.

Wir empfehlen Ihnen einmal jährlich eine Darmsanierung. Hier wird vorab Stuhl in ein Fachlabor geschickt, um die Si-

Tipp

Trinken Sie regelmäßig Kanne Brottrunk, um jeden Tag Ihren Dickdarm zu trainieren und zu stärken. Brottrunk enthält die wertvollen Milchsäurebakterien, die »Gesundheitspolizei« des Dickdarms, Bakterien, die für einen gesunden Dickdarm unverzichtbar sind. Täglich 0,2 Liter Brottrunk mit Apfelsaft 1:1 verdünnt zu den Mahlzeiten.

tuation Ihrer Darmflora, der Darmschleimhaut und weiterer Verdauungsparameter genau beurteilen zu können. Danach erhalten Sie eine Empfehlung mit biologischen Darmpräparaten, um den Magen-Darm-Trakt zu stärken. Die entsprechenden Versandtaschen können Sie unter www.typfasten.de anfordern. Oder Sie sprechen mit Ihrem Hausarzt über eine solche Maßnahme.

6. Omega-3-Fettsäuren

Essen Sie täglich 2 bis 4 Esslöffel Leinöl, beispielsweise untergemischt in Joghurt oder Quark – die darin enthaltenen wertvollen mehrfach ungesättigten Omega-3-Fettsäuren wärmen Ihren Stoffwechsel. Sie können das Leinöl auch Säften, Salaten oder Gemüse zufügen. Diese wertvollen Fettsäuren tragen außerdem dazu bei, Ihr Gewicht zu stabilisieren, sie sorgen für eine schöne Haut und stärken Ihr Herz sowie Ihre Darmschleimhaut.

7. Entsäuern durch Flüssigkeit

Trinken Sie warmes Wasser über den Tag verteilt, besonders im Winter. Sie können auch Wasser mit ein paar Ingwerscheiben aufkochen und etwas ziehen lassen. Trinken Sie das Ingwerwasser noch warm. Ingwer hat neben der wärmenden auch eine blutreinigende und darmregulierende Wirkung, gleicht also Ihre typbedingten Schwachstellen aus. Für Ihren schlanken Körper mit wenig Gewicht reichen in der Regel 1,5 Liter Wasser ohne Kohlensäure am Tag. Aber auch für Sie gilt die Grundregel, pro Kilogramm Körpergewicht 20 Milliliter Wasser täglich zu trinken.

8. Basische Nahrungsergänzung

Sie können zeitweise oder dauerhaft ein gut verträgliches Nahrungsergänzungsmittel einnehmen. Sehr gut verträglich und leicht vom Darm aufzunehmen sind beispielsweise basische Enzym-Hefe-Präparate. Wir empfehlen Zelloxygen-Immunkomplex.

Dies ist ein darmverträgliches Enzym-Hefe- Präparat – es enthält alle von Ihnen benötigten Vitamine, Mineralien und Spurenelemente, zudem wertvolle Aminosäuren für Ihr Nervensystem.

Einmal jährlich ist eine Kur mit einem biologischen, gut verträglichen Nahrungsergänzungsmittel sinnvoll und angebracht. Besonders dann, wenn Ihre Fingernägel brüchig sind, Ihr Haare dünn werden und ausfallen und Sie sich müde, ausgebrannt und nervös fühlen. Solange Sie diese typischen Vata-

Tipp

Da Sie Probleme mit dem Wärmehaushalt haben und oftmals frieren, nehmen Sie die Chlorella-Alge mit ihren wertvollen Aminosäuren, Vitaminen, Mineralien und Spurenelementen zusätzlich ein. Die enthaltenen wertvollen Vitalstoffe verbessern den Stoffwechsel und die Blutversorgung in den feinsten Kapillaren.

Symptome aufweisen, sollten Sie Ihren Darm stärken und Ihrem Stoffwechsel mit einem Nahrungsergänzungsmittel die dringend benötigten basischen Vitalstoffe zuführen. Weitere Informationen sowie Bezugsadressen finden Sie unter www.vitalife-fastenversand.de.

Typgerechte Lebensweise für das Empfindungsnaturell

Sie denken pausenlos nach, überlegen und grübeln. Sie neigen zu Energieschüben und überanstrengen sich unversehens vor lauter Begeisterung, da Sie nur wenige Energiereserven haben.

Das Leitthema heißt:
Regelmäßigkeit, ein ausgewogener
und regelmäßiger Lebensrhythmus.

Ernährungsempfehlungen für das Empfindungsnaturell

Für das Empfindungsnaturell zu empfehlen

Gemüse und Salate werden meist im rohen Zustand schlecht vertragen und sollten daher leicht gedünstet warm verzehrt werden, besonders als Gemüsesuppen, -eintöpfe und Aufläufe. Rohe Salate nur in kleinen Mengen, am besten mittags als Beilage mit einer warmen Mahlzeit: Paprika (mild), Möhren, Zucchini, Kürbis, Spinat, Rote Bete, Tomaten (gekocht), Fenchel, Spargel, Avocado, Knoblauch (nicht roh), öfter pflanzliche Aufstriche (statt Wurst oder Käse)

Kartoffeln als Pell-, Folien- oder Backkartoffeln – sie machen satt.

Obst Alle süßen und sauren Sorten im reifen Zustand (ideale Zwischenmahlzeit): Bananen, Äpfel, Birnen, Zitronen, Orangen, Grapefruit, Pfirsiche, Aprikosen, Erdbeeren, Himbeeren, Mango, Papaya, Kirschen, Ananas (jedoch nicht in der kalten Jahreszeit und bei Darmproblemen)

Säfte Frisch gepresste Obst- und Gemüsesäfte sind leicht verdaulich.

Nüsse und Samen Mandeln, Cashewkerne, Haselnuss, Kürbiskerne, Sonnenblumenkerne – ideal auch als Nussmus (z. B. als Brotbelag)

Getreide Alle gekochten Getreidesorten, Brot als Mischbrot oder Dinkelbrot (jedoch Vorsicht mit schwerem Vollkornbrot, besser Brot aus Mehl Type 1050), Nudel-, Hirse-, Reisgerichte (süß oder herzhaft), Dinkel, Hirse, Weizen, Reis (z. B. Basmati-reis, Vollkornreis), Hafer, Gerste erwärmen den Stoffwechsel (Vorsicht: Rohes Getreide wird meist sehr schlecht vertragen!), herzhafte Nudelgerichte.

Kräuter und Gewürze Süße und wärmende Kräuter bevorzugen, z. B.: Basilikum, Oregano, Salbei, Thymian, Ingwer, Kardamom, Koriander, Muskatnuss, Kreuzkümmel, schwarzen Pfeffer, Anis, Zimt, Nelken.

Milchprodukte Butter, Sahne, Crème fraîche, Sauerrahm gibt Energie, Frischkäse, Joghurt mit Wasser verdünnt, Quark mit Leinöl und Kräutern

Tierische Produkte (in kleinen Mengen) weißes Fleisch, Geflügel, Fisch

Fette und Öle Alle Öle und Fette kalt gepresst, Olivenöl, Sonnenblumenöl nur in Maßen, Kürbiskernöl, Leinöl

Natürliche Süßungsmittel Ahornsirup, Birnendicksaft, Zuckerrübensirup, Ayurveda-Zucker, Vollrohrzucker, Honig in geringen Mengen (er wirkt trocknend)

Getränke Warme Getränke bevorzugen, trinken Sie pro Kilogramm Körpergewicht 20 Milliliter warmes Wasser oder Wasser mit Ingwerstücken gekocht.

Das sollten Empfindungsnaturelle reduzieren

- rohes Gemüse und Salate, Obst im Winter, unreifes Obst
- blähende Lebensmittel, bittere, herbe und scharfe Speisen, kalte Getränke und kalte Speisen, ungekochtes, rohes Getreide (z. B. Frischkornmüsli)

- alle Kohlsorten: Blumenkohl, Rosenkohl, Brokkoli, Weiß-/Rotkohl
- rohe und gekochte Zwiebeln, Porree, Erbsen, Bohnen, Erdnüsse, Sojaprodukte, Rettich, Radieschen, scharfer Paprika, Chili, rohe Tomaten und Gurken (wirken auskühlend auf den Körper)
- Trockenfrüchte – sie nur in Wasser eingeweicht verzehren
- Rind- und Schweinefleisch, Wurst
- weißer Zucker, Limonaden, Süßwaren, Backwaren, Alkohol, Kaffee, Schokolade

Wichtig!

Wenn Sie bestimmte Lebensmittel reduzieren sollen, heißt das jedoch nicht, dass Sie diese ganz aus Ihrem Essensplan streichen müssen. Die Empfehlung besagt lediglich: Diese nur ab und zu und in kleinen Mengen verzehren.

- Achten Sie auf einen regelmäßigen Tagesrhythmus, d. h. regelmäßige Mahlzeiten, genügend Pausen, frühes Zubettgehen, Stress, Hektik und Zeitdruck vermeiden, nehmen Sie sich Zeit für sich und für Entspannung und fördern Sie auch Ihr weniger stark ausgeprägtes Ruheempfinden.
- Beschäftigen Sie sich nicht mit zu vielen Dingen gleichzeitig, sondern versuchen Sie, Ihre Energie zu bündeln und eines nach dem anderen zu machen.
- Gehen Sie behutsam mit sich um, achten Sie auf eine freundliche, warme Umgebung. Sie brauchen ein »warmes

Nest«, ein schönes Zuhause um sich herum, Stress säuert Sie besonders.

- Umgeben Sie sich mit lieben, freundlichen Menschen, die Ihnen wohlgesonnen sind. Unfreundliche Menschen sind für Sie Energieräuber.
- Wählen Sie einen Beruf, der Ihnen Spaß macht. Das ist zwar für alle Naturelle wichtig, besonders aber für das Empfindungsnaturell, da dieser Typ sehr stark unter einer unglücklichen Berufswahl leidet. Sie sind künstlerisch, musisch, kreativ sowie helfend und sozial stark engagiert.
- Sie können schlecht Nein sagen. Versuchen Sie dies in kleinen Schritten. Das spart Ihnen viel Energie.
- Versuchen Sie Konfliktsituationen möglichst rasch zu lösen, da Sie sehr empfindsam sind und diese Sie sonst sehr stark belasten (am stärksten von allen Naturellen).
- Sie tendieren dazu, aus kleinen Problemen ganz große werden zu lassen. Dies kostet Sie natürlich sehr viel Kraft. Überlegen Sie daher, wie viel Sorgen sich wirklich lohnen. Probleme gehören zum Leben. Nur Sie alleine entscheiden über die Gewichtung, die Sie den Dingen geben. Meist lohnt sich im Nachhinein die ganze Aufregung für Sie nicht. Versuchen Sie, daraus zu lernen!
- Achten und leben Sie auch verstärkt die kleinen und schönen Dinge im Leben, z. B. einen Spaziergang, Entspannungsmusik hören, ein schönes Buch lesen, Kerzenlicht.
- Liebevolle Behandlung, sanfte Therapien, wie z. B. Massagen, Meditation, Homöopathie, Entspannungsverfahren (z. B. Autogenes Training, Muskelentspannung nach Jacob-

son, am besten täglich 15 bis 30 Minuten), keine starken mechanischen Reize

- Ideale Sportformen: Tanzen, Spaziergänge, Radfahren, Wandern, Schwimmen, Sauna, Dampfbad, mäßig Ausdauersport, da der Empfindungstyp sehr schnell erschöpft (zwei- bis dreimal pro Woche 20 bis 30 Minuten)
- Als Entgiftungs- und Entschlackungskur sind Suppenfastenwochen ein- bis zweimal im Jahr hervorragend geeignet.

Intensive Entsäuerung als typgerechte Fastenwoche

Möchten Sie sich schnell vitaler und leistungsfähiger fühlen, ganz nebenbei ein paar Kilo Gewicht verlieren und das möglichst in einer Woche? Sie meinen, das sei doch nicht möglich in solch kurzer Zeit? Doch in der Tat: Es gibt kein effektiveres Verfahren als das Fasten, um Körper, Geist und Seele zu entgiften, zu regenerieren und neue Energie zu tanken.

Jeder fastet anders

Unter Fasten versteht man den freiwilligen Verzicht auf feste Nahrungsmittel sowie auf Genussmittel für eine bestimmte Zeit. In unserem Fastenzentrum ist das Fasten begleitet von einem intensiven Bewegungs- und Entsäuerungsprogramm.

In meiner langjährigen Arbeit als Ernährungstherapeut und Fastenleiter in einer Klinik für Stoffwechselerkrankungen konnte ich früher immer wieder Folgendes beobachten: Während sich viele Menschen beim einheitlichen klassischen Säftefasten (Buchinger-Methode) hervorragend fühlten, hatten andere Fastenkrisen wie z. B. Kreislaufbeschwerden, Unterzuckerung oder leichte Kopfschmerzen.

Fastenbeschwerden wie die beschriebenen gehören nun der Vergangenheit an. Wir sind der Überzeugung, dass Fasten al-

Tipp

Typgerechtes Fasten bringt Ihren Stoffwechsel immer wieder in sein Gleichgewicht. Wenn Ihre Zipperlein wieder verstärkt auftreten sollten, so legen Sie doch einfach eine Fastenwoche ein und entsäuern intensiv. So können Sie viele Beschwerden einfach wegfasten.

len Menschen Spaß machen kann und soll. Jeder kann sich bereits während der Fastenzeit wohl und vital fühlen. Diese Erfahrung machen wir seit über zehn Jahren jede Woche in unserem Fastenwanderzentrum.

Der Schlüssel ist die richtige individuelle Fastenart: Denn ein Ernährungsnaturell beispielsweise entschlackt durch seinen trägen Stoffwechsel ganz anders als Bewegungs- oder Empfindungsnaturelle. Alleiniges Heilfasten (Säftefasten) ist daher heute nicht mehr zeitgemäß.

Seinem Naturell entsprechend fasten

Typgerechtes Fasten ist eine Weiterentwicklung des klassischen Heilfastens und bedeutet, dass Sie entsprechend Ihrem persönlichen Naturell mit Säften, Früchten oder mit Gemüsesuppen kombiniert mit Wasser, Tee, Brottrunk und täglicher Bewegung entschlacken können.

Entscheidend ist bei allen drei Fastenformen, die Ausscheidungsorgane des Körpers wie Leber, Niere, Darm, Lymphe,

Das typgerechte Fasten nach Moll

Vorteile

1. individuelle Entgiftung
2. keine Fastenkrisen wie z. B. Kreislaufbeschwerden, Unterzuckerung, Frieren
3. Vitalität während der gesamten Fastenzeit
4. auch für schlanke Personen möglich
5. grundlegende Darmreinigung
6. längere Entgiftungszeiten möglich
7. individuelle Regulierung des Säure- Basen-Haushalts

Wirkungen

1. bringt neue Vitalität und Lebensfreude
2. optimal individuell entgiften, entsäuern, entschlacken
3. hilft bei Magen-Darm-Problemen wie Blähungen, Verstopfung, Darmpilzen
4. hilft bei Hautproblemen wie Akne, Neurodermitis, Zellulite
5. hilft bei Rheuma, Allergien, Kopfschmerzen, Herz- und Kreislauf-Erkrankungen
6. senkt erhöhten Blutdruck und Cholesterinwerte, verbessert nachweislich die Blutwerte
7. hilft bei Erkrankungen der Atmungsorgane wie Asthma, Bronchitis
8. hilft bei Entzündungen jeder Art wie Magen-, Gelenk-, Blasenentzündungen
9. Gewichtsverlust bis zu 6 Kilogramm pro Woche, lang anhaltend

Haut und Lunge in der Fastenzeit täglich gezielt zu unterstützen, damit die Schlacken optimal ausgeschieden werden können. Hierzu gehören z. B. der Leberwickel, die Bewegung und der Einlauf ebenso wie wohltuende Massagen oder Entspannungsverfahren. Jeden Tag sollten drei Liter Flüssigkeit in Form von kohlensäurefreiem Wasser oder Tee getrunken werden. Fasten ist eine intensive Entsäuerung und sollte ein- bis zweimal jährlich je eine Woche durchgeführt werden. So stärken Sie Ihr Immunsystem, entsäuern intensiv und reinigen, sanieren und schonen optimal Ihren Magen-Darm-Trakt.

Der Stoffwechsel scheidet in der Fastenzeit »alles Kranke« aus. Durch die Regeneration finden wichtige Heilreaktionen statt. Jede Religion hat das Fasten zu einem Grundelement ihrer Lehre erklärt, denken Sie beispielsweise an die christliche Fastenzeit von Aschermittwoch bis Karfreitag. Das Fasten ist seit der Antike bekannt und hat heute seinen festen Platz in der Therapie und Prophylaxe von Übersäuerungskrankheiten.

Säftefasten für das Ernährungsnaturell

Bei dieser Fastenform werden frisch gepresste schmackhafte Säfte, Kräuterteesorten, frische Gemüsebrühe und Quellwasser getrunken. Säftefasten eignet sich hervorragend als Gesundheitsprophylaxe für Menschen, die sich fit und vital fühlen. Zur Revitalisierung von Übersäuerungskrankheiten ist es ideal für Personen mit normalem bis starkem Körperbau und für übergewichtige Personen. Menschen, die von ihrer Konstitution kräftig und vital sind, bringen durch dieses

Entgiftungsverfahren ihren Körper ohne Probleme wieder »in seine Mitte«

Doppelplus: Entschlackung und Gewichtsreduktion

Es sind in erster Linie die Ernährungsnaturelle, die hervorragend für das reine Säftefasten geeignet sind. Ernährungsnaturelle haben meist einen stabilen, mittelgroßen und schweren Körperbau. Ihr Hungergefühl ist gering, ihre Verdauung sehr träge.

Ernährungsnaturelle sind die idealen Fastentypen, Entschlackung in jeder Form ist für ihren Stoffwechsel enorm wichtig. Durch das reine Säftefasten können Ernährungsnaturelle ihren Stoffwechsel optimal entgiften. Ihre stabile, starke Grundkonstitution ermöglicht, eine längere Zeit auf Essen zu verzichten. Sie fühlen sich beim reinen Säftefasten ausgesprochen wohl und verlieren dazu in einer Woche bis zu sechs Kilogramm an Gewicht – ohne zu hungern.

Früchtefasten für das Bewegungsnaturell

Beim Früchtefasten wird wasserhaltiges und enzymhaltiges Obst, aber auch Fruchtgemüse (z. B. Tomaten, Gurken, Zucchini) verzehrt, um den Körper optimal zu entgiften. Durch das sonnengereifte Obst werden außerdem zusätzlich Vitamine, Mineralien und Enzyme zugeführt, die den Körper in der Entgiftung optimal unterstützen. Der Wassergehalt von Obst und Fruchtgemüse liegt fast immer bei über 90 % des Gewichts, sodass mit dieser Nahrung die Ausscheidung der Körpersäfte über die Niere optimal unterstützt werden kann.

Und so funktioniert's: Sie essen morgens einen bunten Früchteteller – idealerweise mit nur wenigen sauren Früchten – also beispielsweise mit Mango, Papaya, Melone, Bananen, Trauben, Birne, Aprikose etc. Mittags gibt's wieder einen Früchteteller, auf dem auch einige saure Früchte sein können (z. B. Grapefruit, Orangen, Kiwi). Und abends genießen Sie einen Gemüseteller, z. B. mit Tomate, Gurke, Paprika, Zucchini, Pilzen und dazu einen Avocadodip. Na, Lust bekommen zu schlemmen und gleichzeitig intensiv zu entsäuern? Das Schöne am Früchtefasten ist, dass Sie auf das Essen nicht verzichten müssen, auch zwischendurch können Sie leckere sonnengereifte Früchte verspeisen.

Voraussetzung für die Durchführung einer Früchtefastenwoche ist eine starke Verdauungskraft. Diese Fastenart ist dagegen ungeeignet für Personen mit massiven Darmproblemen, wie beispielweise Durchfall, breiigem Stuhl, erhöhter Magensäure etc. In diesem Fällen empfiehlt sich unser Joker-Suppenfasten (mehr dazu im Kasten auf Seite 152).

Entsäuerung für verdauungsstarke, warme Gemüter

Früchtefasten eignet sich optimal zum Entschlacken und Entsäuern für mittelgroße bis große Personen mit einem sportlichen, muskulösen Körperbau. Diese Bewegungsnaturelle fühlen sich vital und voller Energie während dieser Früchtefastenwoche. Während Ernährungsnaturelle sehr leicht zunehmen, haben Bewegungstypen keinerlei Gewichtsprobleme.

Durch die starke Verdauungsleistung können Bewegungstypen hohe Rohkostmengen gut vertragen und sind deshalb für das Früchtefasten sehr gut geeignet. Ihr Stoffwechsel ist immer gut durchblutet und hat eine optimale Körpertemperatur. Auch aus diesem Grund sind die kalten Früchte sehr gut geeignet, da sie mit den Bewegungstypen optimal harmonisieren.

Suppenfasten für das Empfindungsnaturell

Das Suppenfasten stellt die dritte hervorragende Möglichkeit dar, den Körper auf sanfte und schonende Art und Weise von seinen Schlacken und Giften zu befreien.

Suppenfasten besteht morgens aus schmackhafter Hafercremesuppe sowie mittags und abends aus verschiedenen pürierten feinen Gemüsesuppen – Beispiele sind Zucchinisuppe, Tomatensuppe, Kürbissuppe. Diese ganze Vielfalt der Natur in einem warmen Teller Suppe fördert die Entgiftung ideal, da rotes, grünes und gelbes Gemüse alle dafür benötigten sekundären Pflanzeninhaltsstoffe, Enzyme, Mineralien und Vitamine enthält. Ergänzend gibt es als Getränke Säfte, Tee und Wasser, was die intensive Entgiftung unterstützt.

Ideal bei schwachem Darm und zarter Konstitution

Das Suppenfasten eignet sich besonders für kleine und zierliche Personen mit wenig Gewicht, also für Empfindungsnaturelle. Gut verträglich ist diese Fastenart auch für Menschen

Joker-Fasten – Suppenfasten

Das Suppenfasten ist nicht nur für Menschen mit viel Empfindung in ihrem Naturell ideal, sondern auch für den Ernährungs- und Bewegungs- und die unterschiedlichen Mischtypen geeignet. Es ist unser Fasten-Joker, der jeden übersäuerten Stoffwechsel wieder ins Gleichgewicht bringt. Die warmen Suppen wärmen z. B. den eher kalten Stoffwechsel des Ernährungsnaturells und sanieren den Darm. Besonders in der kälteren Jahreszeit ist dieses Fasten auch für das Ernährungsnaturell ideal. Für das Bewegungsnaturell eignen sich die warmen Suppen insbesondere dann, wenn bereits Darmprobleme bestehen. Und falls Sie zum ersten Mal fasten, egal welches Naturell, so starten Sie am besten mit Suppenfasten, Sie fühlen sich nach einer Woche intensiv entschlackt, vital und voller Power.

Weiterführende Informationen erhalten Sie unter www.typfasten.de

mit starken Magen-Darm-Problemen, etwa nach Operationen und langer Medikamenteneinnahme, oder auch bei altersbedingter Darmschwäche. Suppenfasten bietet all diesen Menschen eine schonende und verträgliche, jedoch gleichzeitig sehr effektive Möglichkeit der Entgiftung. Sie frieren sehr leicht und haben grundsätzlich eine schlechte Durchblutung. Aus diesem Grund ist das Suppenfasten für diese Typen sehr gut geeignet, da die Suppen zum einen den Körper sehr gut erwärmen und den sensiblen, schwachen Darm sehr gut reinigen und schonen. Zum anderen wird diesem Naturell beim Suppenfasten etwas mehr Substanz zugeführt, da sie aufgrund ihres geringen Gewichts nicht viel abnehmen wollen. Der Empfindungstyp fühlt sich beim Suppenfasten richtig wohl und hat schon nach ein paar Tagen das Gefühl, Bäume ausreißen zu können.

Fastenmöglichkeiten für Mischnaturelle

Für den Ernährungs-Bewegungs-Typ sind alle drei Fastenformen möglich, ebenso für den Ernährungs-Empfindungs-Typ. Alle Arten bringen für diese Naturelle eine gleichermaßen intensive Entsäuerung.

Für den Bewegungs-Empfindungs-Typ empfiehlt sich entweder Suppen- oder Früchtefasten. Denn diese Menschen brauchen auch im Fasten etwas Substanz – ihr schneller Stoffwechsel verbraucht viel Energie, ohne diese mäßige Energiezufuhr würden sie zu schnell auszehren. Suppen oder Früchte bieten für sie eine ideale Möglichkeit der intensiven Entsäuerung.

Fasten – Hausputz für Körper und Seele

Wenn Sie die Informationen über das typgerechte Fasten noch vertiefen möchten, so können Sie im Internet unter www.typfasten.de einen umfangreichen Test über Ihren individuellen Fastentyp durchführen.

Als Leiter unseres Fastenwanderzentrums im Schwarzwald kann ich nur bestätigen, dass sich alle unsere Faster vital und leistungsfähig fühlen, Energie tanken und die Fastenwoche nicht als Verzicht, sondern als gesundheitlichen und persönlichen Gewinn betrachten. Typgerechtes Fastenwandern abseits von zu Hause, eingebettet in eine Gruppe als Gesundheitsurlaub oder eine typgerechte Fastenwoche zu Hause wird für jeden Faster zu einem persönlichen Erlebnis. Somit hat jeder Mensch die Möglichkeit, ein- bis zweimal jährlich einen körperlich-seelischen Hausputz zu betreiben und kann mit Spaß und Freude optimal individuell und effektiv entgiften.

Planen Sie einfach ein- bis zweimal jährlich feste Zeiten für eine Fastenwoche ein. Immer dann, wenn die Natur sich verändert und reinigt, nämlich im Frühjahr und im Herbst, sollten auch Sie Ihren innerlichen »Hausputz« durchführen.

»Jeder kann sein Ziel
erreichen, wenn er denken kann,
wenn er erwarten kann, wenn er
fasten kann.«
Hermann Hesse

Die typgerechte Entsäuerungswoche für zu Hause

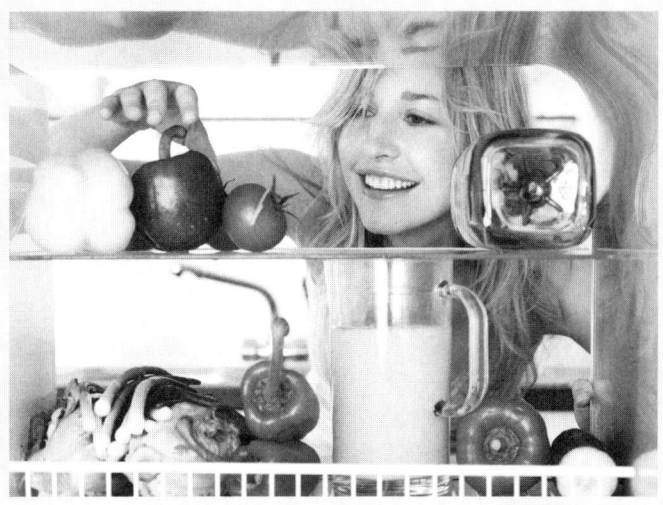

Sie kennen Ihr Naturell und wissen, wie Sie optimal entsäuern können. Nun gilt es, die theoretischen Empfehlungen in die Praxis umzusetzen.
Die Rezepte zur basischen Entsäuerung können Sie zu Hause einfach zubereiten. Nehmen Sie sich eine Woche Urlaub, und legen Sie los!
Alle Rezepte wurden übrigens für eine Person konzipiert!

Tipps zur Vorbereitung und Durchführung

Wenn Sie ein Mischtyp sind, so können Sie die Rezepte beider Naturelle auswählen, je nach Laune und Geschmack. Und wenn Ihnen ein bestimmtes Gericht besonders gut schmeckt, können Sie es natürlich auch mehrmals in dieser Woche verzehren. Sie müssen nicht notwendigerweise jeden Tag ein neues Frühstück, Mittagessen und Abendessen ausprobieren und kennenlernen. Alle unsere Rezepte entsäuern Sie ideal und können frei kombiniert werden.

Das unterstützt

Folgende Regeln sollten Sie während Ihrer Entsäuerungswoche noch befolgen:

- Trinken Sie täglich 3 Liter Wasser ohne Kohlensäure. Das ist mehr als sonst, da verstärkt Säuren mit Wasser über die Nieren ausgeschieden werden sollen. Meiden sie Alkohol und trinken Sie weniger Kaffee.
- Trinken Sie zu den Mahlzeiten entsprechend Ihrer persönlichen Naturellmischung und Empfehlung ein Glas Kanne Brottrunk zur Darmsanierung (siehe Seite 137).
- Bewegen Sie sich täglich mindestens eine Stunde, damit die Entsäuerung über die Lunge optimal forciert wird.
- Planen Sie jeden Tag Ruhephasen ein, und sorgen Sie für

ausreichend Schlaf in dieser Woche. Gönnen Sie sich eine schöne Massage, einen Saunanachmittag oder ein entspannendes Vollbad.

• Essen Sie sich satt, und genießen Sie Ihre Mahlzeiten.

• Im folgenden Teil des Buches finden Sie für jedes Naturell einen 7-Tage-Plan mit basischen Rezepten. Legen Sie los, und entsäuern Sie Ihren Stoffwechsel typgerecht. Sie werden schon nach drei Tagen merken, wie gut Sie sich fühlen. Wenn Sie Ihren Stoffwechsel noch intensiver und effektiver entsäuern wollen, dann entscheiden Sie sich am besten für eine Woche typgerechtes Fasten, entweder als Säfte-, Früchte- oder als Suppenfasten (siehe Seite 149 ff.).

Küchengrundausstattung

Folgende Küchengeräte benötigen Sie zur Zubereitung der folgenden Rezepte – und die meisten davon werden sich bereits in Ihrem Haushalt finden:

• Pürierstab oder Mixer zum Pürieren

• Küchenmesser (mehrere, mindestens eines mit glatter und gezackter Klinge)

• Schneidebrett

• Küchenhobel

• Gerät zum Raspeln von Gemüse

• Getreidemühle (kein Muss, aber von Vorteil)

• Töpfe mit Deckel, Pfanne

• Holzkochlöffel

• Sieb

- Messbecher
- Entsafter
- Auflaufform für Backofen

Der Grundvorrat

Alle nachfolgend – auch für den erweiterten Vorrat – genannten Lebensmittel erhalten Sie im Naturkostladen, im Bio-Supermarkt oder Reformhaus. Vereinzelte Entsäuerungsprodukte (z. B. Himalaya-Kräutersalz, Ayurveda-Gewürzsalz, Ayurveda-Zucker, säurefreien Kaffee etc.) können Sie unter www.vitalife-fastenversand. de bestellen. Alle weiteren Lebensmittel wie Obst, Gemüse, Vollkornbrot sowie auf Wunsch Butter, Frischkäse, süße und saure Sahne sollten immer frisch und wenn möglich biologisch eingekauft werden.

- Gemüsebrühe (als Pulver oder in Würfelform ohne Glutamat)
- Himalaya-Kräutersalz
- getrocknete Gewürze wie z. B. schwarzer Pfeffer, Muskatnuss (den Naturellen entsprechend)
- frische, und/oder getrocknete bzw. tiefgefrorene, Kräuter (den Naturellen entsprechend)
- Getreide (Gerste, Weizen, Roggen, Hirse, Dinkel usw.) als Ganzkorn, Flocken oder geschrotet bzw. gemahlen
- Kartoffeln
- Vollkornnudeln
- Speiseöle (gutes Olivenöl)
- Essig (Apfelessig, Aceto balsamico) oder Zitronensaft

- Süßungsmittel (Honig, Birnendicksaft, Ahornsirup, Agavendicksaft, Ayurveda- Zucker usw.)
- pflanzlicher Brotaufstrich (in verschiedenen Geschmacksrichtungen)

Der erweiterte Vorrat

- Hülsenfrüchte (Bohnen, Erbsen)
- Vollkorncracker, Dinkelstangen (als Zwischenmahlzeiten)
- Trockenfrüchte
- Nüsse (Cashewkerne, Haselnüsse, Mandeln usw.; auch als Nussmus) und Saaten (Sesam, Sonnenblumen-, Kürbiskerne)
- Soja-, Reis- oder Haferdrink (als Kuhmilchersatz)

Entsäuerungswoche für das Ernährungsnaturell

Essen, genießen und trotzdem entsäuern. Die folgenden Rezepte sind leicht zu verdauen und beschleunigen Ihren trägen Stoffwechsel. Vor allen Dingen werden Sie als Nebeneffekt der intensiven Entsäuerung überflüssige Pfunde verlieren – bis zu 5 Kilogramm in einer Entsäuerungswoche. Viel Spaß beim Essen und Entsäuern.

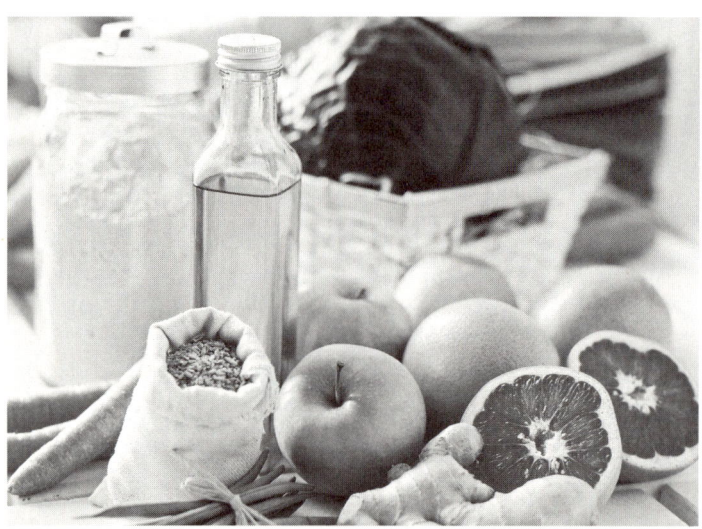

Sie benötigen wasserhaltige, vitalstoffreiche Lebensmittel wie Obst, Gemüse, Salate und frische Säfte – Genießeressen, das Ihren trägen Stoffwechsel anregt und intensiv entsäuert.

1. Tag

Müslidrink
Weißkohl-Möhren-Salat
mit Hirsebacklingen
Gemüseteller mit Sesam-
kartoffeln

2. Tag

Kapha-Müsli mit Beeren
Brokkoli-Blumenkohl-Suppe
Vollkorntoast mit Aufstrich
und Apfel

3. Tag

Mango-Möhren-Saft
Blattsalat mit Dinkelcrêpe
Erbsensuppe mit Kresse

4. Tag

Flockenmüsli mit Apfelsaft
Grüne-Bohnen-Eintopf
Maismehltortilla mit Sprossen

5. Tag

Apfel-Möhren-Grapefruit-Saft
mit Ingwer
Rosenkohl-Kartoffel-Auflauf
mit Chili
Vollkornknäckebrot mit
Aufstrich und Radieschen

6. Tag

Buchweizenmüsli mit
Frischkäse
Dinkelnudeln mit Spinat
Rohkost mit Dips und
Maisgrießnocken

7. Tag

Trockenfrüchtedrink
Hirse-Porree-Auflauf
Rotkohl mit Dörrobst zu
Roggenbratlingen

Müslidrink

FRÜHSTÜCK

dauert ca. 8 Minuten
200 ml Haferdrink
je 1 EL Gersten- und Roggenflocken
1 Pfirsich
2 Aprikosen
1 TL Agavendicksaft
1 Msp. gemahlene Vanille

1 Haferdrink erhitzen, von der Kochstelle nehmen und die Flocken darin etwa 5 Minuten einweichen.

2 Pfirsich und Aprikosen kurz in kochendes Wasser tauchen, häuten und entsteinen. Die Früchte klein schneiden und zu den Flocken geben.

3 Das Ganze pürieren und mit Agavendicksaft sowie Vanille abschmecken.

Weißkohl-Möhren-Salat mit Hirsebacklingen

MITTAGESSEN

dauert ca. 40 Minuten

⅛ kleiner Weißkohlkopf

2 Möhren

1 EL Sesamöl

1 EL Apfelessig

2 EL Gemüsebrühe

wenig Kräutersalz

schwarzer Pfeffer

50 g Hirse

Salz

1 Ei

2 EL Olivenöl

1 Weißkohl waschen, vom Strunk befreien und quer in feine Streifen hobeln. Möhren schälen, putzen und grob raspeln.

2 Aus Öl, Essig, Brühe und Gewürzen ein Dressing rühren, über den Salat geben und diesen ziehen lassen.

3 Inzwischen die Hirse auf ein Haarsieb geben und heiß abspülen. In 125 Milliliter heißem Salzwasser zugedeckt bei mittlerer Hitze etwa 20 Minuten garen. Zwischendurch häufiger umrühren. Hirse leicht abkühlen lassen und das Ei, wenig Kräutersalz sowie Pfeffer zugeben.

4 Das Öl in einer Pfanne erhitzen. Esslöffelgroße Portionen Hirseteig hineingeben, von beiden Seiten knusprig ausbacken und zum Salat reichen.

Gemüseteller mit Sesamkartoffeln

ABENDESSEN

dauert ca. 30 Minuten
4 Kartoffeln, 2 Möhren
1 rote Paprikaschote
je eine Handvoll Blumenkohl- und Brokkoliröschen
1 Gemüsezwiebel
½ Stange Porree
250 ml Gemüsebrühe
1 EL Olivenöl
1 EL Sesamsamen
Kräutersalz

1 Kartoffeln waschen und mit Wasser bedeckt in der Schale in 25–30 Minuten gar kochen. Inzwischen Möhren und Paprikaschote waschen, putzen und in Scheiben bzw. Streifen schneiden. Blumenkohl- und Brokkoliröschen waschen und abtropfen lassen.

2 Zwiebel abziehen und in Stücke schneiden. Porree waschen, putzen und in Scheiben schneiden.

3 Die Gemüsebrühe aufkochen, Möhren, Paprika, Kohlröschen und Zwiebeln darin etwa 10 Minuten bissfest dünsten. Den Porree erst in den letzten 5 Minuten hinzugeben.

4 Öl erhitzen und Sesam, wenig Kräutersalz und die Kartoffeln zugeben. Bei mittlerer Hitze etwa 5 Minuten anbräunen, mit dem Gemüse servieren.

TIPP

Sie können auch anstatt der Sesamkartoffeln eine Mischung aus Sesam, Leinsamen und Kürbiskernen in der Pfanne anrösten. Oder Sie bereiten eine Backkartoffel im Ofen zu und bestreuen das Blech mit der genannten Mischung Sesam-Leinsamen-Sonnenblumenkerne-Kürbiskerne und verfeinern vor dem Servieren das Ganze mit einem Löffel Bio-Naturjoghurt.

Kapha-Müsli mit Beeren

FRÜHSTÜCK

dauert ca. 10 Minuten

+ Einweichzeit über Nacht

je 2 EL grob geschrotete Dinkel- und Roggenkörner

1 EL saure Sahne

2 EL Rosinen

1 TL Leinöl

1 TL Agavendicksaft

je 3 EL Johannis- und Himbeeren

1 Handvoll Erdbeeren

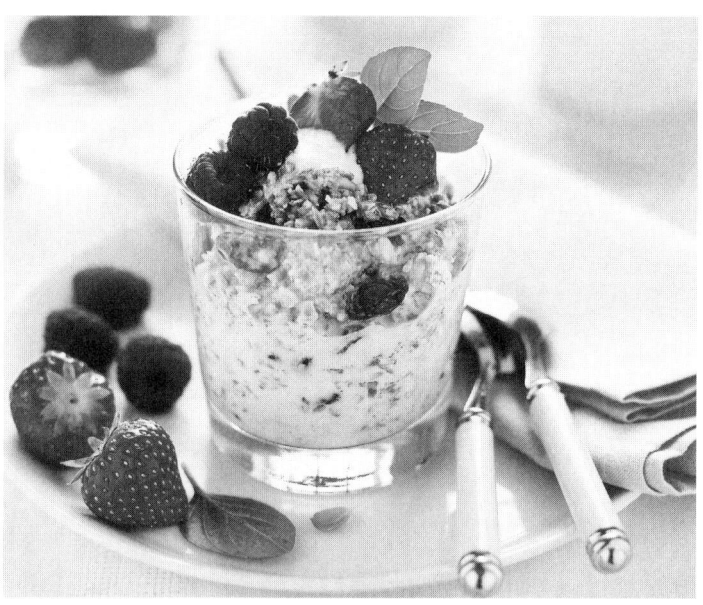

1 Dinkel- und Roggenschrot in reichlich Wasser über Nacht einweichen. Am nächsten Morgen auf ein Sieb geben und gut abtropfen lassen.

2 Schrot mit saurer Sahne, Rosinen, Leinöl und Agavendicksaft vermengen.

3 Johannis- und Himbeeren verlesen und waschen. Erdbeeren waschen, putzen und je nach Größe halbieren oder vierteln. Beeren auf das Kapha-Müsli geben.

Brokkoli-Blumenkohl-Suppe

MITTAGESSEN

dauert ca. 20 Minuten
1 kleine Staude Brokkoli
¼ kleiner Blumenkohl
350 ml Gemüsebrühe
2 Pellkartoffeln (vom Vortag oder frisch gegart)
frisch geriebene Muskatnuss
schwarzer Pfeffer
Kräutersalz
1 Msp. gemahlener Koriander

1 Brokkoli und Blumenkohl putzen, in kleine Röschen zerteilen und waschen.

2 Die Gemüsebrühe aufkochen und die Kohlröschen darin bei mittlerer Hitze zugedeckt etwa 8 Minuten dünsten.

3 Einige Kohlröschen aus der Brühe nehmen und beiseitelegen. Die Kartoffeln zerdrücken, in den Topf geben und alles sämig pürieren.

4 Die beiseitegelegten Kohlröschen wieder dazugeben und die Suppe mit reichlich Muskatnuss, Pfeffer, wenig Kräutersalz und Koriander würzen.

Vollkorntoast mit Aufstrich und Apfel

ABENDESSEN

dauert ca. 5 Minuten
3 Scheiben Toastbrot
2 EL pflanzlicher Aufstrich nach Wahl
1 Apfel

1 Das Toastbrot rösten, etwas abkühlen lassen und mit dem Aufstrich bestreichen.
2 Den Apfel waschen, abtrocknen und vom Kerngehäuse befreien. Apfel in mundgerechte Spalten schneiden und diese zum Brot essen.

Mango-Möhren-Saft

FRÜHSTÜCK

dauert ca. 5 Minuten

1 reife Mango
4 mittelgroße Möhren
1 TL Leinöl
1 Msp. Kardamom

1 Mango schälen, das Fruchtfleisch vom Kern schneiden, etwas zerkleinern und fein pürieren.

2 Möhren unter fließendem Wasser sauber bürsten, putzen und in einem Entsafter zu Saft pressen.

3 Das Mangopüree mit Möhrensaft, Leinöl und Kardamom vermischen.

Blattsalat mit Dinkelcrêpe

MITTAGESSEN

dauert ca. 20 Minuten

8 große Blätter Blattsalat

(z. B. Kopf-, Eisberg-, Endiviensalat)

1 Zwiebel, 1 rote Paprikaschote

6 Radieschen

2 EL Gemüsemais (aus dem Glas/der Dose)

2 EL Olivenöl, 1 EL Zitronensaft

wenig Kräutersalz, schwarzer Pfeffer

3 EL Dinkelmehl

1 EL saure Sahne

1 Ei

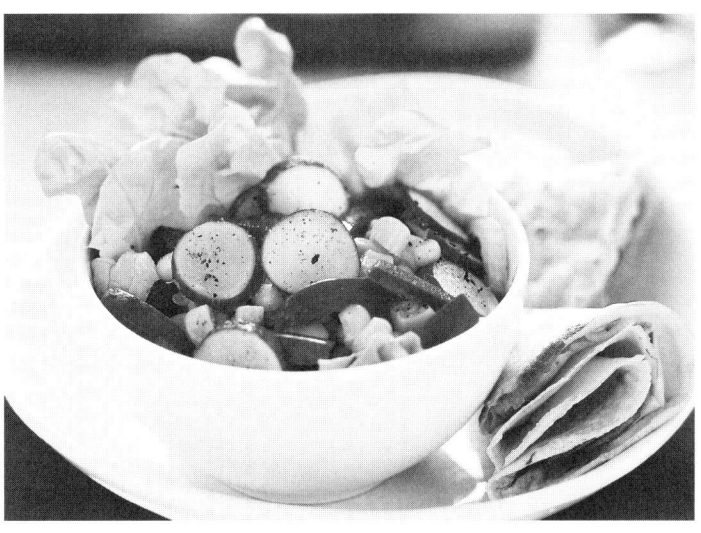

1 Blattsalat waschen, putzen, trocken tupfen, in kleine Stücke zupfen und auf einen Teller geben.

2 Zwiebel abziehen und fein würfeln. Paprikaschote und die Radieschen waschen, putzen und in feine Streifen bzw. Scheiben schneiden.

3 Mais abtropfen lassen. Zwiebel, Paprika, Radieschen und Mais in einer Schüssel mischen.

4 Aus 1 Esslöffel Öl, Zitronensaft und Gewürzen ein Dressing rühren und über den Salat geben.

5 Dinkelmehl mit saurer Sahne, 2 Esslöffeln Wasser und dem Ei vermischen. Restliches Öl in einer Pfanne erhitzen und aus dem Teig einen Crêpe backen.

6 Rohkost mit Dressing über den Blattsalat geben und den Crêpe dazureichen.

Erbsensuppe mit Kresse

ABENDESSEN

dauert ca. 15 Minuten
150 g Erbsen (frisch oder tiefgekühlt)
200 ml Gemüsebrühe
1 Kästchen Kresse
1 Msp. Kräutersalz
schwarzer Pfeffer
1 TL saure Sahne nach Belieben

1 Erbsen auf ein Sieb geben und heiß abspülen. Gemüsebrühe aufkochen und die Erbsen darin zugedeckt bei mittlerer Hitze etwa 10 Minuten garen.

2 Kresse vom Beet schneiden, waschen, trocken tupfen und mit den Erbsen und der Brühe fein pürieren.

3 Die Suppe mit Kräutersalz und Pfeffer abschmecken. Nach Belieben saure Sahne unterziehen.

Buchweizenmüsli mit Frischkäse

FRÜHSTÜCK

dauert ca. 5 Minuten

+ Einweichzeit über Nacht

3 EL Buchweizenkörner

2 EL Natur-Frischkäse

1 reife Mango

1 reife Papaya

2 Scheiben Ananas

1 Buchweizen über Nacht in reichlich Wasser einweichen. Am nächsten Tag das Einweichwasser abgießen und die Körner abtropfen lassen. Frischkäse mit einem Schneebesen gut durchrühren und mit den Buchweizenkörnern verrühren

2 Die Mango schälen, das Fruchtfleisch vom Kern schneiden und in kleine Stücke schneiden. Papaya schälen, halbieren, die Kerne entfernen und das Fruchtfleisch in mundgerechte Stücke schneiden.

3 Die Ananasscheiben von Schale und hartem Mittelteil befreien und in Stücke zerteilen. Alle Fruchtstücke unter die Frischkäsemasse heben.

Dinkelnudeln mit Spinat

MITTAGESSEN

dauert ca. 25 Minuten

125 g Dinkel-Vollkornnudeln

Salz

2–3 Handvoll frischer Blattspinat

1 Zwiebel

1 Knoblauchzehe

1 EL Öl

Kräutersalz

schwarzer Pfeffer

2 EL Pesto

1 Nudeln in leicht gesalzenem Wasser bissfest kochen.

2 Inzwischen den Spinat verlesen und waschen. Zwiebel und Knoblauchzehe abziehen und in kleine Würfel schneiden.

3 Öl erhitzen, die Zwiebel- und Knoblauchwürfel darin glasig dünsten. Tropfnassen Spinat zugeben, andünsten und mit wenig Kräutersalz sowie mit Pfeffer abschmecken.

4 Nudeln abgießen, etwas abtropfen lassen, mit dem Spinat auf einem Teller anrichten und das Pesto dazureichen.

Rohkost mit Dips und Maisgrießnocken

ABENDESSEN

dauert ca. 20 Minuten
ca. 200 ml Gemüsebrühe
50 g feiner Maisgrieß (Polenta)
je 1 Msp. Kardamom und Koriander
2 Möhren
1 rote Paprikaschote
8 mittelgroße Blumenkohlröschen
3 EL pflanzlicher Brotaufstrich nach Wahl
2 EL Kräuterfrischkäse
2 TL saure Sahne

1 Gemüsebrühe zum Kochen bringen und den Maisgrieß sowie Kardamom und Koriander mit einem Schneebesen einrühren (Vorsicht, die Masse spritzt beim Aufkochen!).

2 Die Masse unter ständigem Rühren etwa 1 Minute kochen, von der Kochstelle nehmen und zugedeckt etwa 10 Minuten ausquellen lassen.

3 Inzwischen die Möhren schälen, putzen und der Länge nach vierteln. Paprika waschen, putzen und in schmale Streifen schneiden. Blumenkohlröschen waschen und gut abtropfen lassen.

4 Aus dem Maisgrieß mit einem Esslöffel Nocken abstechen und auf einem Teller anrichten.

5 Brotaufstrich und Frischkäse separat mit jeweils 1 Teelöffel saurer Sahne glattrühren und als Dips zu Rohkost und Maisgrießnocken reichen.

TIPP

Unser Buchenweizenmüsli zum Frühstück schmeckt hervorragend und macht lange satt. Falls Sie Mango, Papaya oder Ananas allerdings nicht in reifem Zustand bekommen, so können Sie natürlich auch auf andere Obstsorten (z. B. Äpfel, Birnen, Pfirsiche, Aprikosen) ausweichen.

Flockenmüsli mit Apfelsaft

FRÜHSTÜCK

dauert ca. 5 Minuten

je 3 EL Dinkel- und Hirseflocken
2 EL Rosinen
1 EL Sonnenblumenkerne
1 Apfel
1 Birne
150 ml naturtrüber Apfelsaft
1 TL Leinöl

1 Dinkel- und Hirseflocken mit Rosinen und Sonnenblumenkernen in eine Müslischale geben.

2 Apfel und Birne waschen, vom Kerngehäuse befreien und das Obst in mundgerechte Stücke schneiden.

3 Fruchtstücke zu den Flocken in die Schale geben. Alles mischen, den Apfelsaft zugießen, Leinöl untermischen.

Grüne-Bohnen-Eintopf

MITTAGESSEN

dauert ca. 30 Minuten
1 Handvoll grüne Brechbohnen
2 mittelgroße Kartoffeln
Salz
1 EL Olivenöl
1 EL Dinkelmehl
frisches Bohnenkraut
schwarzer Pfeffer
150 ml Gemüsebrühe

1 Die Bohnen waschen, putzen und schräg in etwa 2 Zentimeter lange Stücke schneiden. Die Kartoffeln schälen und in kleine Würfel zerteilen.

2 Bohnen und Kartoffeln in Salzwasser 15–20 Minuten garen. Danach auf ein Sieb geben und das Kochwasser auffangen.

3 Das Öl erhitzen und das Mehl mit Bohnenkraut und Pfeffer kurz darin anschwitzen. Mit dem aufgegangenen Gemüsekochwasser ablöschen und einmal aufkochen lassen.

4 Bohnen und Kartoffeln in die Flüssigkeit geben und den Eintopf servieren.

Maismehltortilla mit Sprossen

ABENDESSEN
dauert ca. 15 Minuten
+ 30 Minuten Zeit zum Kühlen
50 g feines Maismehl
Salz
1 EL Olivenöl
3 EL pflanzlicher Brotaufstrich nach Wahl
3 EL gemischte (scharfe) Sprossen
(z. B. Rettich- oder Radieschensprossen)

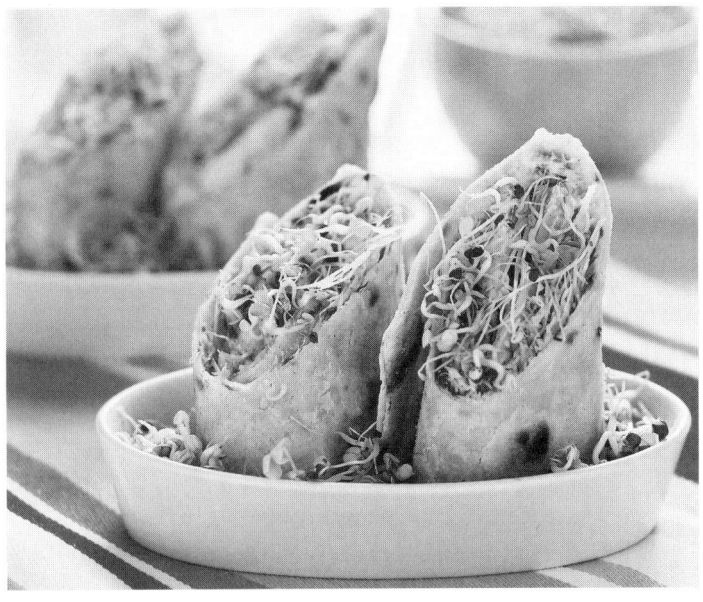

1 Mehl mit wenig Salz vermischen. Nach und nach mit 65 Milliliter Wasser zu einem Teig kneten. Aus dem Teig zwei Kugeln formen und für etwa 30 Minuten kalt stellen.

2 Jede Teigkugel zu einem dünnen Pfannkuchen ausrollen und in wenig Öl von beiden Seiten kurz ausbacken.

3 Die Tortillas mit dem Aufstrich bestreichen und mit den Sprossen belegen. Die Fladen aufrollen und schräg halbieren.

Apfel-Möhren-Grapefruit-Saft mit Ingwer

FRÜHSTÜCK

dauert ca. 8 Minuten

1 Apfel

4 mittelgroße Möhren

½ Grapefruit

½ TL Leinöl

½ TL frisch geriebene Ingwerwurzel

1 Den Apfel waschen und vom Kerngehäuse befreien.

2 Möhren unter fließendem Wasser sauber bürsten, putzen und mit dem Apfel in einem Entsafter zu Saft pressen.

3 Grapefruit in einer Zitruspresse auspressen. Die Säfte zusammengießen und mit Leinöl und Ingwer kräftig verquirlen.

Rosenkohl-Kartoffel-Auflauf mit Chili

MITTAGESSEN

dauert ca. 40 Minuten
+ ca. 10 Minuten Backzeit
3 mittelgroße Kartoffeln
ca. 20 Rosenkohlköpfchen
250 ml Gemüsebrühe
2 EL saure Sahne
je 1 Msp. Chili- und Paprikapulver
gekörnte Gemüsebrühe
Kräutersalz
schwarzer Pfeffer

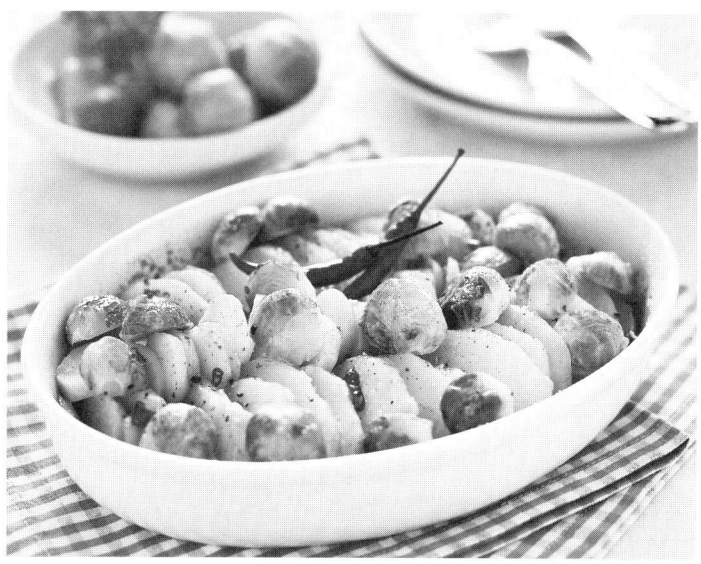

1 Die Kartoffeln waschen, mit Wasser bedeckt in der Schale in 25–30 Minuten garen. Inzwischen den Rosenkohl waschen, putzen und in der Brühe in 10–15 Minuten knapp weich garen. Backofen auf 200°C (Umluft 180°C) vorheizen.

2 Kartoffeln pellen, in Scheiben schneiden und diese dachziegelartig in eine Auflaufform schichten. Den Rosenkohl auf die Kartoffeln geben.

3 Saure Sahne mit Chili und Paprikapulver sowie etwas Gemüsebrühpulver, wenig Kräutersalz und Pfeffer vermischen und über das Gemüse geben. Den Auflauf im heißen Backofen auf der mittleren Schiene etwa 10 Minuten überbacken.

Vollkornknäckebrot mit Aufstrich und Radieschen

ABENDESSEN
dauert ca. 5 Minuten

3 Scheiben Vollkornknäckebrot

2 EL pflanzlicher Aufstrich nach Wahl

6 Radieschen

1 Das Knäckebrot mit dem Aufstrich bestreichen.

2 Radieschen waschen, putzen und in Scheiben schneiden. Das Brot damit belegen.

TIPP

Falls Sie keine Radieschen bekommen, verfeinern Sie das Brot mit Bio-Senf.

Trockenfrüchtedrink

FRÜHSTÜCK

dauert ca. 10 Minuten

200 ml Reisdrink

je 2 getrocknete Aprikosen und Pflaumen

2–3 EL Rosinen

1 TL Ahornsirup

1 Msp. Zimtpulver

1 Reisdrink erhitzen und die klein geschnittenen Trockenfrüchte darin etwa 8 Minuten einweichen.

2 Das Ganze pürieren und mit Ahornsirup und Zimt abschmecken.

TIPP

Dieser Drink bringt Energie für mehrere Stunden und schmeckt hervorragend. Die natürliche Fruchtsüße mindert das Verlangen nach überzuckerten industriellen Süßwaren.

Hirse-Porree-Auflauf

MITTAGESSEN

dauert ca. 25 Minuten
+ ca. 10 Minuten Backzeit
75 g Hirse
350 ml Gemüsebrühe
1 TL Kurkuma
1 große oder 2 kleine Stangen Porree
frisch geriebene Muskatnuss
schwarzer Pfeffer
Kräutersalz
2 EL pflanzlicher Brotaufstrich

1 Hirse auf ein Haarsieb geben und heiß abspülen. 150 Milliliter Brühe zum Kochen bringen und die Hirse mit Kurkuma darin bei mittlerer Hitze zugedeckt etwa 20 Minuten garen.

2 Backofen auf 200°C (Umluft 180°C) vorheizen. Porreestangen putzen, gründlich waschen und schräg in etwa 1 Zentimeter breite Scheiben schneiden.

3 Porree in einen Topf geben, mit Muskat würzen, in 150 Milliliter Brühe zugedeckt bei mittlerer Hitze etwa 7 Minuten dünsten. Den Porree auf ein Sieb gießen, abtropfen lassen mit der Hirse in eine Auflaufform geben, mit Pfeffer und wenig Kräutersalz würzen.

4 Brotaufstrich mit restlicher Brühe verquirlen und über den Auflauf gießen. Auflauf im heißen Backofen auf der mittleren Schiene etwa 10 Minuten überbacken.

Rotkohl mit Dörrobst zu Roggen-bratlingen

ABENDESSEN
dauert ca. 30 Minuten

1 Zwiebel

200 ml Gemüsebrühe

75 g Roggen, grob geschrotet

¼ Rotkohl

1 Apfel

2 getrocknete Aprikosen

2 EL Rosinen

1 EL Sesamöl

2 EL Orangensaft

wenig Kräutersalz

schwarzer Pfeffer

2 EL Olivenöl

1 Zwiebel abziehen und fein würfeln. 150 Milliliter Brühe aufkochen, Zwiebeln und Schrot einrühren, unter Rühren aufkochen lassen. Topf von der Kochstelle nehmen und den Schrot etwa 20 Minuten ausquellen lassen.

2 Inzwischen den Rotkohl waschen, vom Strunk befreien und quer in schmale Streifen hobeln.

3 Apfel waschen, abtrocknen, vom Kerngehäuse befreien und in mundgerechte Stücke schneiden. Aprikosen klein schneiden und mit Rotkohl, Apfelstücken und Rosinen in einer Schüssel mischen.

4 Aus Öl, Orangensaft, restlicher Brühe und Gewürzen ein Dressing rühren und über den Salat geben.

5 Olivenöl in einer Pfanne erhitzen. Aus dem gequollenen Roggenschrot mit nassen Händen kleine Bratlinge formen und diese von beiden Seiten im heißen Öl goldbraun ausbacken; zum Rotkohlsalat servieren.

TIPP

Nehmen Sie doch einfach eine andere Getreidesorte, wenn Sie Ihren Bratling verändern möchten. Sehr lecker sind beispielsweise Grünkernbratlinge, die Sie auch im Alltag sehr gut als Alternative zu Fleisch etwa zu Salaten, Gemüse, Kartoffeln und Nudeln genießen können.

Entsäuerungswoche für das Bewegungsnaturell

Entsäuern und satt essen ist wichtig für Ihr Naturell. Hier gibt es Genießer-Kohlenhydratgerichte mit basischem Gemüse und Obst.

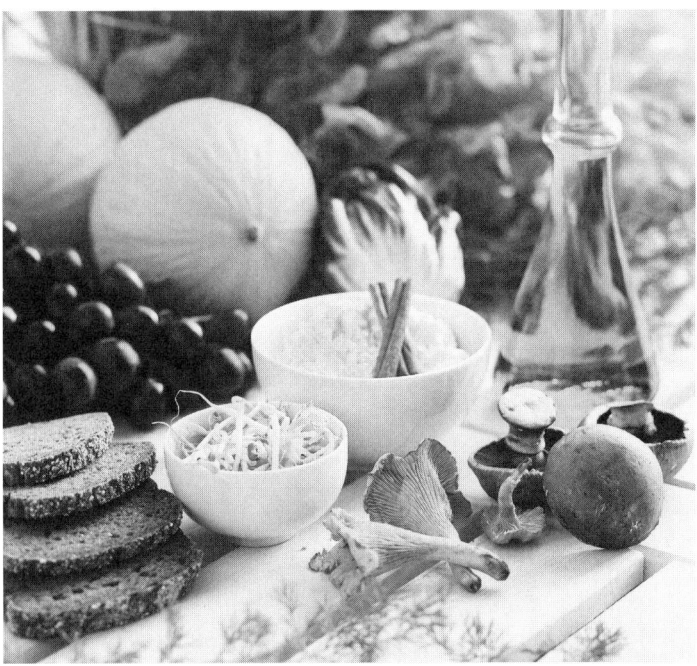

Die ganze gesunde Vielfalt der Natur entsäuert ihr Naturell. Ganz wichtig für Sie: Alle hier vorgestellten Basen bildenden Rezepte schmecken hervorragend und sind schnell in der Zubereitung

1. Tag

Frischkornbrei
5 herzhafte Cracker
Bunter Salatteller mit Gerste
1 Banane, Mandelmilch
Kürbis-Möhren-Suppe

2. Tag

Pumpernickel mit Apfel
¼ Honigmelone
Basmatireis mit Kürbis
200 ml frisch gepresster Obst-
Gemüse-Saft
Vollkornbrot mit Sprossen

3. Tag

Flockenmüsli
1 Apfel
Bratkartoffeln mit Pilzen
200 ml frisch gepresster Gemüsesaft
Löwenzahnsalat

4. Tag

Gurken-Vollkornbrot
einige Trauben
Bohneneintopf
5 süße Kekse
Kräuteromelett

5. Tag

Fruchtige Weizengrütze
1 Birne
Erbsensuppe mit Croûtons
1 Sojafruchtjoghurt
Gemüseplatte

6. Tag

Kresse-Vollkornbrötchen
200 ml frisch gepresster
Gemüsesaft
Gemüse-Kartoffel-Auflauf
1 Apfel
Rohkost mit Dip

7. Tag

Beeren-Getreide-Frühstück
1 Banane
Vollkornnudeln mit
Zucchinigemüse
200 ml Soja-Vanille-Drink
Gebratener Tofu auf
Vollkorntoast

Frischkornbrei

FRÜHSTÜCK

dauert ca. 8 Minuten

+ Einweichzeit über Nacht

4 EL Buchweizenkörner

100 ml Sahne

1 reife Banane

1 Apfel

1 Birne

2 EL Rosinen

1 EL Kürbiskerne

1 Buchweizenkörner über Nacht in reichlich Wasser einweichen. Am nächsten Tag die Körner auf ein Sieb geben, abspülen und gut abtropfen lassen. Sahne aufschlagen. Die Banane schälen, mit einer Gabel fein zerdrücken und mit dem Buchweizen unter die Sahne heben.

2 Apfel und Birne waschen, vom Kerngehäuse befreien und in kleine Stücke schneiden. Obststücke und Rosinen auf die Sahne geben, mit den Kürbiskernen bestreuen.

Bunter Salatteller mit Gerste

MITTAGESSEN

dauert ca. 60 Minuten

+ Zeit zum Abkühlen

100 g Gerste

250 ml Gemüsebrühe

2 Möhren

3 Frühlingszwiebeln

1 kleine rote Paprikaschote

einige Zweige Petersilie

2 EL Gemüsemais (aus dem Glas/der Dose)

1 EL Olivenöl

1 TL Aceto balsamico bianco

1 Msp. Kräutersalz

1 Gerste in der kochenden Gemüsebrühe bei mittlerer Hitze zugedeckt 45–50 Minuten garen. Überschüssige Brühe abgießen und auffangen. Gerste abkühlen lassen.

2 Möhren schälen, putzen und fein raspeln. Frühlingszwiebeln waschen, putzen und in schmale Ringe schneiden. Paprika waschen, putzen und in kleine Stücke zerteilen. Petersilie waschen, trocken tupfen und die Blättchen hacken.

3 Gerste, Möhren, Zwiebeln, Paprika, Mais und Petersilie einer Salatschüssel mischen.

4 Olivenöl, Essig und 2 Esslöffel aufgefangene Brühe verführen, über den Salat geben, alles gut durchmischen und mit wenig Kräutersalz abschmecken.

Kürbis-Möhren-Suppe

ABENDESSEN

dauert ca. 20 Minuten
¼ Hokkaido-Kürbis ohne Fasern und Kerne
2 Möhren
200 ml Gemüsebrühe
1 TL saure Sahne
etwas gemahlener Ingwer und gemahlene Kurkuma
einige Zweige Petersilie

1 Kürbisschale unter fließendem Wasser sauber bürsten, das Kürbisstück in Würfel zerteilen. Möhren schälen, putzen und in schmale Scheiben schneiden.

2 Gemüsestücke in der kochenden Brühe bei mittlerer Hitze zugedeckt etwa 15 Minuten garen.

3 Den Topfinhalt pürieren und die saure Sahne unterziehen, mit Ingwer und Kurkuma würzen.

4 Petersilie waschen, trocken tupfen und fein hacken. Die Suppe damit bestreuen.

INFO

Bewegungsnaturelle besitzen eine starke innere Hitze. Diese sollte aber durch scharfe Gewürze nicht noch zusätzlich angefeuert werden, denn das würde die Schleimhäute belasten. Ingwer in maßvollen Mengen erhöht das Pitta-Feuer nicht, macht die Kürbis-Möhren-Suppe aber sehr schmackhaft.

Pumpernickel mit Apfel

FRÜHSTÜCK

dauert ca. 5 Minuten
3 Scheiben Pumpernickel
3 EL pflanzlicher Aufstrich nach Wahl
1 Apfel

1 Pumpernickelscheiben mit dem Aufstrich bestreichen

2 Apfel waschen, abtrocknen, vom Kerngehäuse befreien und in Spalten schneiden, zum Pumpernickelbrot essen.

TIPP

Idealen frischen Pumpernickel können Sie bei www.kanne-brottrunk.de bestellen.

Basmatireis mit Kürbis

MITTAGESSEN

dauert ca. 40 Minuten

75 g Basmatireis
1 Msp. Kurkuma
300 ml Gemüsebrühe
¼ mittelgroßer Kürbis (z. B. Hokkaido)
½ Sellerieknolle
1 Apfel
1 EL Olivenöl
je 1 Msp. Zimtpulver sowie
gemahlener Koriander, Kardamom und Fenchel
75 ml Sahne (oder Sojasahne)

1 Reis heiß abspülen und zusammen mit Kurkuma in 150 Milliliter kochender Gemüsebrühe bei mittlerer Hitze zugedeckt etwa 30 Minuten garen.

2 Inzwischen Kürbis und Sellerie schälen, putzen und in kleine Würfel schneiden. Apfel waschen, abtrocknen, vom Kerngehäuse befreien und ebenfalls würfeln.

3 Öl in einem Topf erhitzen, die Gemüse- und die Apfelwürfel mit den Gewürzen darin kurz anbraten.

4 Mit der restlichen Brühe ablöschen und alles zugedeckt bei mittlerer Hitze etwa 5 Minuten dünsten.

5 Den fertig gegarten Reis mit Gemüse vermengen und die Sahne zugießen.

Vollkornbrot mit Sprossen

ABENDESSEN

dauert ca. 5 Minuten

2 Scheiben Vollkornbrot

2 EL pflanzlicher Aufstrich nach Wahl

8–12 Scheiben Gurke

4 EL gemischte Sprossen

1 Das Vollkornbrot nach Belieben toasten, etwas abkühlen lassen und mit dem Aufstrich bestreichen.

2 Die Gurkenscheiben auf das Brot legen und die Sprossen darüber streuen.

Flockenmüsli

FRÜHSTÜCK

dauert ca. 8 Minuten

100 ml Sahne

1 TL Honig

2 EL Haferflocken

2 EL Roggenflocken

1 Pfirsich

2 Aprikosen

½ reife Mango

1 EL Leinöl

2 TL Sonnenblumenkerne

1 Sahne halbsteif schlagen und mit Honig sowie Hafer- und Roggenflocken verrühren.

2 Pfirsich und Aprikosen waschen, halbieren, entsteinen und in kleine Stücke schneiden.

3 Mango schälen, gegebenenfalls das Fruchtfleisch vom Kern schneiden und in mundgerechte Stücke schneiden.

4 Das Obst mischen und auf die Flockensahne geben. Leinöl darüberträufeln, mit Sonnenblumenkernen bestreuen.

Bratkartoffeln mit Pilzen

MITTAGESSEN

dauert ca. 45 Minuten

4 mittelgroße Kartoffeln

2 EL Butter

1 Schalotte

250 g Champignons

1 EL Olivenöl

1 Msp. Kräutersalz

1 Kartoffeln waschen, mit Wasser bedeckt in der Schale 25–30 Minuten garen.

2 Kartoffeln pellen und in dicke Scheiben schneiden. Butter in einer Pfanne erhitzen und die Kartoffelscheiben darin von beiden Seiten anbraten.

3 Inzwischen die Schalotte abziehen und fein würfeln. Champignons putzen und in Scheiben schneiden. In einer zweiten Pfanne das Öl erhitzen und die Schalottenwürfel darin glasig dünsten. Pilze zugeben und kurz mit anbraten.

4 Champignons bei geringer Hitze unter mehrmaligem Rühren 5 Minuten dünsten. Die Pilze leicht salzen und zu den Bratkartoffeln servieren.

TIPP

Sie können selbstverständlich, wenn Sie das Mittagessen zubereiten, auch eine etwas größere Portion Bratkartoffeln zubereiten und den Rest dann abends, kombiniert mit dem Löwenzahnsalat, verzehren. Und falls Sie anstatt Bratkartoffeln lieber Nudeln essen, so können Sie dieses Gericht auch sehr gut mit Bio-Spaghetti zubereiten.

Löwenzahnsalat

ABENDESSEN

dauert ca. 10 Minuten

gut 2 Handvoll Löwenzahnblätter
1 kleine Schalotte
2 EL Sonnenblumenkernsprossen
2 EL Kürbiskerne
1 EL Sonnenblumenöl
1 EL Apfelessig
2 EL Gemüsebrühe
Kräutersalz

1 Löwenzahnblätter verlesen, waschen und trocken schleudern. Die Schalotte abziehen und fein würfeln. Sprossen auf ein Sieb geben, kalt abspülen und abtropfen lassen.

2 Löwenzahn mit Schalottenwürfeln, Sprossen und Kürbiskernen in einer Schüssel mischen.

3 Aus Öl, Essig, Brühe und wenig Kräutersalz ein Dressing rühren und über den Salat geben.

TIPP
Dazu schmeckt eine Scheibe Brot mit pflanzlichem Aufstrich.

Gurken-Vollkornbrot

FRÜHSTÜCK

dauert ca. 5 Minuten
2 Scheiben Vollkornbrot
2 EL pflanzlicher Aufstrich nach Wahl
¼ Salatgurke
2 Zweige Dill

1 Brotscheiben toasten und mit dem Aufstrich bestreichen.

2 Gurke waschen (oder dünn abschälen), in feine Scheiben schneiden und überlappend auf den Broten verteilen.

3 Den Dill waschen, trocken tupfen, klein schneiden und auf den Broten verteilen.

Bohneneintopf

MITTAGESSEN

dauert ca. 65 Minuten
+ Einweichzeit über Nacht
50 g Kidneybohnen
500 ml Gemüsebrühe
2 Möhren
½ Sellerieknolle
½ Gemüsezwiebel
einige Zweige Petersilie
1 Msp. Kräutersalz
frisch geriebene Muskatnuss

1 Bohnen über Nacht in reichlich Wasser einweichen. Am nächsten Tag das Einweichwasser abgießen und die Bohnen in 250 Milliliter Gemüsebrühe etwa 45–60 Minuten garen.

2 Gegen Ende der Garzeit für die Bohnen Möhren und Sellerie schälen, putzen und in kleine Würfel schneiden. Zwiebel abziehen und in kleine Stücke zerteilen.

3 Das Gemüse in der restlichen Brühe bei mittlerer Hitze zugedeckt etwa 8 Minuten dünsten.

4 Fertig gegarte Bohnen auf ein Sieb geben und abtropfen lassen. Petersilie waschen, die Blättchen hacken und mit den Bohnen zum Gemüse geben.

5 Den Eintopf mit wenig Kräutersalz und reichlich Muskatnuss abschmecken.

Kräuteromelett

ABENDESSEN

dauert ca. 10 Minuten
2 Eier
Kräutersalz
je 2 EL gehackte Petersilie sowie
geschnittener Dill und Schnittlauch
50 g Räuchertofu
1 EL Butter

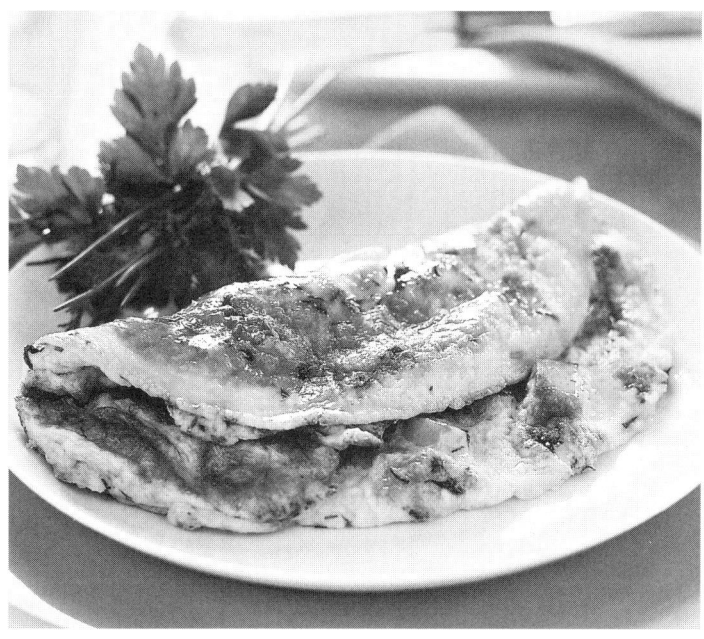

1 Die Eier mit wenig Kräutersalz und den Kräutern verschlagen. Den Räuchertofu in sehr kleine Würfel schneiden und untermischen.

2 Butter in einer Pfanne zerlassen und die Eimasse hineingeben. Bei milder Hitze das Kräuteromelett von beiden Seiten leicht anbräunen.

INFO

Obwohl Eier keine Basenbildner sind, erlauben wir beim Pitta-Typen zur küchentechnischen Vereinfachung zwei Eier, da der Bewegungstyp eine sehr starke Verdauungskraft hat und eine wertvolle Eiweißquelle verdauen kann.

Fruchtige Weizengrütze

FRÜHSTÜCK

dauert ca. 10 Minuten

+ Einweichzeit über Nacht

5 EL grob geschroteter Weizen

250 ml Apfelsaft

je 5 getrocknete Aprikosen,

Pflaumen und Datteln

2 EL Sojasahne

1 TL Birnendicksaft

je 1 Prise gemahlene Vanille und

Zimtpulver

1 EL Leinöl

1 EL Kokosraspel

1 Weizenschrot über Nacht in reichlich Wasser einweichen. Am nächsten Tag in ein Sieb abgießen, abspülen und gut abtropfen lassen.

2 Apfelsaft aufkochen, inzwischen die Trockenfrüchte klein schneiden. Den Weizenschrot zusammen mit den Fruchtstücken im Apfelsaft bei mittlerer Hitze zugedeckt etwa 5 Minuten garen. Danach leicht abkühlen lassen.

3 Sojasahne mit Birnendicksaft, Vanille und Zimt unter die Grütze heben, das Leinöl untermischen und die Kokosraspel darüberstreuen.

Erbsensuppe mit Croûtons

MITTAGESSEN

dauert ca. 15 Minuten

200 ml Gemüsebrühe

150 g Erbsen (frisch oder tiefgekühlt)

1 Bund Schnittlauch

2 EL Sahne (oder Sojasahne)

1 Msp. Kräutersalz

1 Msp. gemahlener Kreuzkümmel (Cumin)

1 Scheibe Vollkorntoast

1 Gemüsebrühe aufkochen. Erbsen auf ein Sieb geben, heiß abspülen und in der Brühe zugedeckt bei mittlerer Hitze etwa 10 Minuten garen.

2 Schnittlauch waschen und in Röllchen schneiden. Bis auf einen kleinen Rest für die Garnitur mit den Erbsen und der Brühe fein pürieren.

3 Sahne unterziehen und die Suppe mit wenig Kräutersalz und Kreuzkümmel abschmecken.

4 Toastscheibe rösten, in kleine Würfel schneiden und mit dem zurückbehaltenen Schnittlauch auf die Suppe streuen.

Gemüseplatte

ABENDESSEN

dauert ca. 20 Minuten
2 Möhren
je 5 mittelgroße Brokkoli- und
Blumenkohlröschen
10 Rosenkohlköpfchen
1 Fenchelknolle
1 mittelgroßer Zucchino
200 ml Gemüsebrühe
je 2 EL gehackte Petersilie,
geschnittener Schnittlauch
und Dill sowie geschnittene Kresse
2 EL Butter

1 Die Möhren schälen, putzen und in Scheiben schneiden. Brokkoli-und Blumenkohlröschen waschen.

2 Rosenkohl waschen und putzen. Fenchel waschen, putzen und in feine Streifen schneiden. Zucchino waschen, putzen und in Scheiben zerteilen.

3 Die Möhren in der kochenden Brühe 5 Minuten dünsten. Brokkoli, Blumenkohl, Rosenkohl und Fenchel zugeben und 10 Minuten mitdünsten. Die Zucchinischeiben zufügen und 5 Minuten mitgaren.

4 Butter in einem Pfännchen zerlassen, mit den Kräutern verrühren und die Mischung über das Gemüse geben.

TIPP

Die Gemüseplatte zum Abendessen ist ein wertvoller Basen-
spender und kann auch im Alltag jederzeit als vollwertige
Abendmahlzeit verzehrt werden. Sehr fein schmecken Basmati-Reis und Vollkornreis als Beilage dazu. Wenn Sie einen
Wok besitzen, so können Sie das Gericht auch darin zubereiten und es ganz nach eigenem Geschmack variieren –
beispielsweise mit Kräutern, durch Änderung der Gemüse-
auswahl oder durch Zugabe von Reis, Nudeln etc.

Beeren-Getreide-Frühstück

FRÜHSTÜCK

dauert ca. 5 Minuten

2 EL Gerstenflocken

je 1 EL Hafer- und Weizenflocken

250 ml Sojamilch

1 TL Ahornsirup

10 Erdbeeren

20 Himbeeren

1 Gersten-, Hafer- und Weizenflocken in einer Müslischale mischen. Die Sojamilch sowie den Ahornsirup zugeben und alles vermischen.

2 Erdbeeren und Himbeeren waschen, die Erdbeeren eventuell klein schneiden und zum Müsli geben.

Vollkornnudeln mit Tomatensoße und Zucchinigemüse

MITTAGESSEN
dauert ca. 20 Minuten

125 g Vollkornnudeln

Salz

3 Fleischtomaten

1 Zwiebel

1 EL Olivenöl

je ½ TL gerebelter Oregano, Rosmarin,
Thymian und gerebeltes Basilikum

100 ml Gemüsebrühe

1 mittelgroßer Zucchino

Kräutersalz

1 Die Nudeln in Salzwasser bissfest garen.

2 Inzwischen die Tomaten von den Stielansätzen befreien, kurz in kochendes Wasser tauchen, häuten und zerkleinern.

3 Die Zwiebel abziehen und fein würfeln. Öl in einem Topf erhitzen, Zwiebel- und Tomatenwürfel mit den Gewürzen darin anbraten. 50 ml Brühe zugeben, die Hitze reduzieren und die Soße etwa 5 Minuten einkochen lassen.

4 Zucchino waschen, putzen und in dünne Scheiben schneiden. Diese in der restlichen Brühe zugedeckt bei mittlerer Hitze etwa 5 Minuten dünsten, leicht salzen.

5 Fertig gegarte Nudeln abgießen, mit Zucchinischeiben und der Soße servieren.

Gebratener Tofu auf Vollkorntoast

ABENDESSEN

dauert ca. 7 Minuten
3 Radicchioblätter
150 g Gemüsetofu
1 EL Olivenöl
Kräutersalz
3 Scheiben Vollkorntoast
1 EL weiche Butter

1 Die Radicchioblätter waschen und trocken tupfen.

2 Tofu in ½ Zentimeter dicke Scheiben schneiden und im Öl von beiden Seiten anbraten. Mit wenig Kräutersalz würzen.

3 Die Brotscheiben toasten, etwas abkühlen lassen und mit Butter bestreichen. Je 1 Radicchioblatt sowie die Tofuscheiben darauflegen.

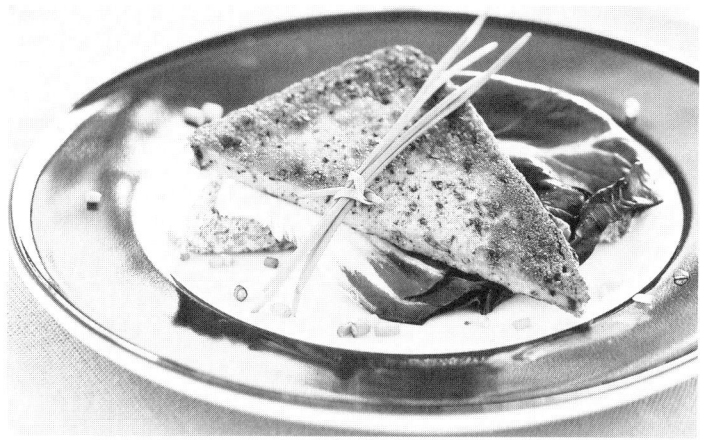

Kresse-Vollkornbrötchen

FRÜHSTÜCK

dauert ca. 5 Minuten

1 Vollkornbrötchen

1 EL weiche Butter

2 EL gemischte Sprossen

½ Kästchen Kresse

1 Die Brötchen halbieren und beide Hälften mit Butter bestreichen.

2 Sprossen auf ein Sieb geben, kalt abspülen und sehr gut abtropfen lassen.

3 Kresse vom Beet schneiden, waschen, trocken tupfen und mit den Sprossen auf das Brot legen.

Gemüse-Kartoffel-Auflauf

MITTAGESSEN

dauert ca. 45 Minuten

3 mittelgroße Kartoffeln

2 mittelgroße Möhren

¼ mittelgroßer Kopf Blumenkohl

1 kleine Staude Brokkoli

200 ml Gemüsebrühe, 1 EL Olivenöl

150 g Räuchertofu

1 TL Sojasoße

Kräutersalz

2 EL Crème fraîche

1 Kartoffeln waschen, mit Wasser bedeckt in der Schale in 25–30 Minuten garen. Inzwischen die Möhren schälen, putzen und schräg in dünne Scheiben schneiden. Blumenkohl und Brokkoli waschen, putzen und in kleine Röschen brechen.

2 Die Gemüsebrühe aufkochen, das Gemüse darin zugedeckt bei mittlerer Hitze in etwa 8 Minuten bissfest dünsten.

3 Backofen auf 200°C (Umluft 180°C) vorheizen. Öl in einer Pfanne erhitzen. Den Tofu klein würfeln und darin anbraten. Mit Sojasoße und wenig Kräutersalz abschmecken.

4 Die gar gekochten Kartoffeln pellen, in Scheiben schneiden und dachziegelartig in eine Auflaufform schichten. Gemüse mit Tofu darauf verteilen.

5 Crème fraîche mit wenig Kräutersalz verrühren und kleine Kleckse auf den Auflauf geben. Diesen etwa 10 Minuten auf der mittleren Schiene im heißen Backofen überbacken.

INFO

Joker-Entschlackungstag als Kartoffeltag: Dieser Entschlackungstag ist für jedes Naturell, auch für Mischnaturelle geeignet. Essen Sie einen Tag in der Woche rein basisch und überwiegend nur Pellkartoffeln mit Gemüse oder Salate. Morgens essen Sie reifes, gedämpftes Obst, Müsli oder Sie trinken nur frisch gepresste Säfte. Mittags essen Sie ca. 400 Gramm Pellkartoffeln mit gedünstetem Gemüse oder Salaten, und abends essen Sie nochmals Backkartoffeln oder Folienkartoffeln mit Gemüse. Dies entwässert ideal.

Rohkost mit Dip

ABENDESSEN

dauert ca. 15 Minuten

2 mittelgroße Möhren

1 rote Paprikaschote

5 mittelgroße Blumenkohlröschen

¼ Salatgurke, 1 kleiner Apfel

3 EL pflanzlicher Brotaufstrich nach Wahl

2 TL saure Sahne

einige Dinkel-Vollkornstangen (Dinkel-Grissini)

1 Möhren schälen, putzen und der Länge nach vierteln. Paprika waschen, putzen und in schmale Streifen schneiden.

2 Blumenkohlröschen waschen und gut abtropfen lassen. Gurke waschen und in Scheiben schneiden.

3 Apfel waschen, abtrocknen, vom Kerngehäuse befreien und in Spalten schneiden.

4 Brotaufstrich mit saurer Sahne glattrühren und als Dip zu der Rohkost und den Dinkelstangen reichen.

TIPP

Avocadodip zur Abend-Rohkost: Falls Sie vollreife Avocados bekommen, so können Sie diese mit etwas Zitronensaft, mit Pfeffer und Salz abschmecken und wunderbar als Dip zum gemischten Rohkost-Gemüse verwenden. Sehr fein schmecken außerdem klein gehackte Apfelstückchen im Avocadodip.

Entsäuerungswoche für das Empfindungsnaturell

Entsäuerung, Verdauung stärken, den Stoffwechsel wärmen, das sind die Ziele der Entschlackungswoche für das Empfindungsnaturell.

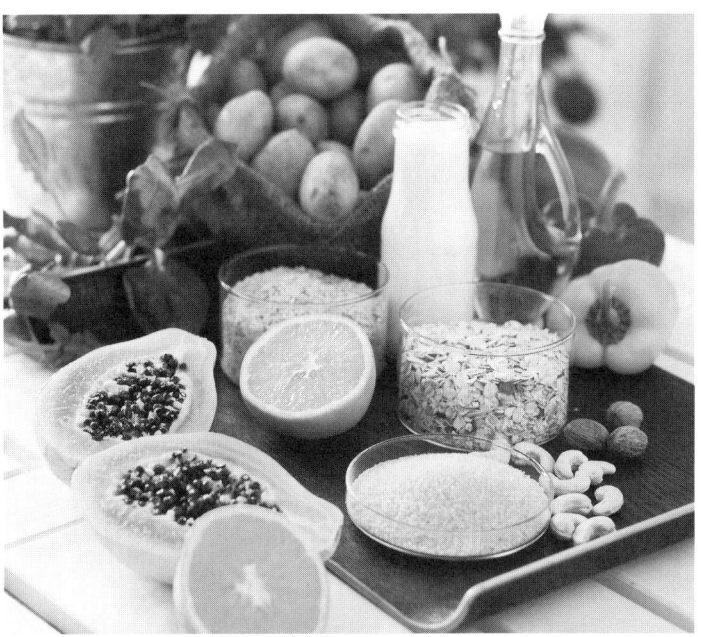

Die ganze gesunde Vielfalt der Natur entsäuert ihr Naturell. Ganz wichtig für Sie: Alle hier vorgestellten Basen bildenden Rezepte schmecken hervorragend und sind schnell in der Zubereitung

1. Tag

Mischbrot mit Aufstrich und
Paprika
1 Apfel + Kräutertee
Apfelsauerkraut mit Kartoffel-
püree
200 ml frisch gepresster Obstsaft
Grießsuppe mit Banane

2. Tag

Obstsalat mit lauwarmer
Fruchtsoße
5 Dinkelstangen + Ingwertee
Zucchinihälften mit Hirse-
füllung
1 Banane
Brötchen mit Gemüse

3. Tag

Butterbrötchen mit Avocado
1 Banane + Yogitee
Süßer Reis
1 Birne
Gemüseplatte mit Nuss-
kartoffeln

4. Tag

Grießbrei mit Nussmus und
Birnen

200 ml frisch gepresster Obstsaft
Herzhafte Süßkartoffelspeise
3 Scheiben frische Ananas
Buttertoast mit heißer
Knoblauchbrühe

5. Tag

Toast mit Aufstrich und Apfel
200 ml frisch gepresster
Gemüsesaft
Spargelsuppe
1 Apfel
Warmer Reissalat

6. Tag

Dinkelgrütze mit Aprikosenmus
200 ml frisch gepresster
Gemüsesaft
Nudeln mit Pesto und
Möhrensalat
2 Pfirsiche
Zucchinisuppe

7. Tag

Kirschpfannkuchen
5 Dinkelstangen + heiße Zitrone
Gemüseeintopf
1 Apfel
Aufstrichbrot mit Roter Bete

Mischbrot mit Aufstrich und Paprika

FRÜHSTÜCK

dauert ca. 5 Minuten
2 Scheiben Mischbrot
2 EL pflanzlicher Aufstrich nach Wahl (siehe z. B. Seite 223)
1 rote Paprikaschote

1 Brotscheiben nach Belieben toasten und erkalten lassen. Mit Aufstrich bestreichen.

2 Paprika waschen, putzen und in schmale Streifen schneiden. Die Paprikastreifen zum Brot essen.

TIPP

Selbst gemachter Auberginenaufstrich: 1 mittelgroße Aubergine (ca. 230 Gramm) putzen, waschen und in kleine Würfel schneiden. 1 kleine Zwiebel abziehen und ebenfalls fein würfeln. Auberginenwürfel in 3 Teelöffel Olivenöl anbraten und weich dünsten. Eventuell ein wenig Wasser zugießen, damit das Gemüse nicht anbrennt. Anschließend die Mischung pürieren. Zwiebelwürfel in 3 Teelöffeln Olivenöl glasig dünsten und unter das Auberginenpüree mischen. Den Aufstrich mit Kräutersalz und Pfeffer abschmecken.

INFO

Mischbrot enthält nicht so viele schwer verdauliche Ballaststoffe wie reines Vollkornbrot, ist also verdauungsfreundli-
cher. Auch getoastetes Brot wird vom Darm leichter aufgeschlossen. Toasten Sie daher auch im Alltag Ihr Brot, und
essen Sie reines Vollwertbrot nur gelegentlich – und nicht,
wenn Sie viel Hektik und Stress haben.

Apfelsauerkraut mit Kartoffelpüree

MITTAGESSEN

dauert ca. 35 Minuten
5 mittelgroße Kartoffeln
5 gehäufte EL frisches Sauerkraut
1 Apfel
1 EL Olivenöl
150 ml Gemüsebrühe
1 TL weiche Butter (oder 2 EL Sahne)
Himalaya-Kräutersalz
frisch geriebene Muskatnuss
schwarzer Pfeffer

1 Kartoffeln waschen, mit Wasser bedeckt in der Schale in 25–30 Minuten garen. Inzwischen das Sauerkraut kalt abspülen und abtropfen lassen. Apfel waschen, abtrocknen, vom Kerngehäuse befreien und in kleine Stücke schneiden.

2 Öl erhitzen und die Apfelstücke mit dem Sauerkraut darin anbraten. Mit Brühe ablöschen und zugedeckt bei mittlerer Hitze etwa 10 Minuten dünsten.

3 Gar gekochte Kartoffeln pellen (Kochwasser nicht weggießen) und durch eine Presse drücken. Mit wenig Kochwasser und Butter (oder Sahne) cremig rühren, mit Kräutersalz ur)d Muskatnuss würzen.

4 Apfelsauerkraut mit Kräutersalz und Pfeffer abschmecken und zum Püree servieren.

Grießsuppe mit Banane

ABENDESSEN

dauert ca. 15 Minuten

300 ml Hafer- oder Reisdrink

3 EL Weizengrieß

1 EL Mandelmus

1 EL Honig

1 Banane

1 Hafer- oder Reisdrink aufkochen, den Grieß einrühren und etwa 1 Minute kochen lassen. Dann den Grieß ca. 10 Minuten bei mittlerer Hitze zugedeckt quellen lassen.

2 Mandelmus und Honig in die Grießsuppe rühren. Banane schälen und in Scheiben schneiden.

3 Grießsuppe in einen tiefen Teller geben und die Bananenscheiben zugeben.

Butterbrötchen mit Avocado

FRÜHSTÜCK

dauert ca. 5 Minuten

1 Vollkornbrötchen

1 TL weiche Butter

1 reife Avocado

1 TL Zitronensaft

1 Brötchen halbieren, Hälften toasten, etwas abkühlen lassen und mit Butter bestreichen.

2 Die Avocado halbieren, den Kern entfernen und das Fruchtfleisch in der Schale in Längsspalten schneiden. Avocadospalten vorsichtig aus der Schale heben und mit Zitronensaft beträufeln.

3 Beide Brötchenhälften mit den Avocadospalten belegen.

Süßer Reis

MITTAGESSEN

dauert ca. 25 Minuten

300 ml Reis- oder Haferdrink

1 EL Sahne

50 g Milchreis

1 EL Honig

1 EL Leinöl

je 1 Msp. Anis-, Zimt- und Nelkenpulver

1 Reis- oder Haferdrink mit der Sahne verrühren und in einem Topf erhitzen.

2 Milchreis einstreuen und bei mittlerer Hitze 15–20 Minuten garen lassen. Zwischendurch häufiger umrühren.

3 Honig, Leinöl und Gewürze unter den Milchreis heben.

> **TIPP**
>
> Dazu schmeckt Apfelmus oder Kirschkompott.

Gemüseplatte mit Nusskartoffeln

ABENDESSEN

dauert ca. 40 Minuten

4 Kartoffeln

200 g tiefgekühlter Spinat

2 Möhren

1 mittelgroßer Zucchino

1 Fenchelknolle

1 rote Paprikaschote

200 ml Gemüsebrühe

2 EL Butter

Kräutersalz

2 EL gehackte Haselnüsse

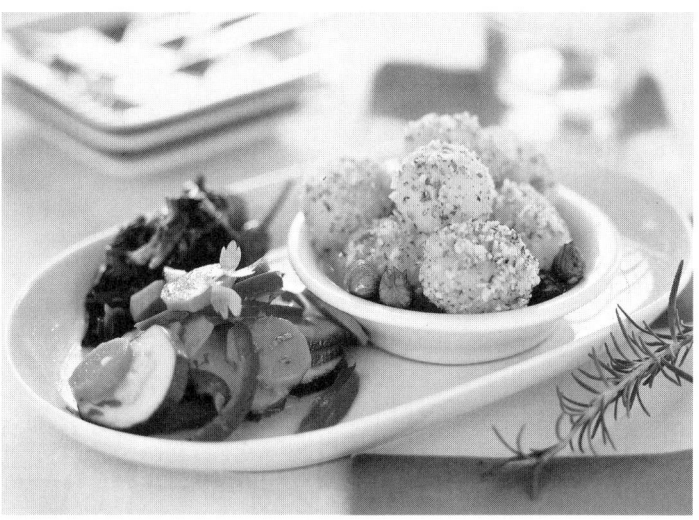

1 Kartoffeln waschen, mit Wasser bedeckt in der Schale in 25–30 Minuten garen. Inzwischen den Spinat in einem Topf auftauen und erwärmen.

2 Möhren und Zucchino waschen, putzen und in Scheiben schneiden. Fenchel und Paprika waschen, putzen und in feine Streifen schneiden. Die Brühe in einem Topf aufkochen, Möhren darin 5 Minuten dünsten, Fenchel und Paprika zugeben, 10 Minuten dünsten, zuletzt die Zucchini 5 Minuten mitgaren.

3 Butter zerlassen, mit Salz und Nüssen verrühren. Die fertig gegarten Kartoffeln pellen, zugeben und kurz anbraten.

4 Das Gemüse und die Nusskartoffeln auf einer Platte anrichten und servieren.

Obstsalat mit lauwarmer Fruchtsoße

FRÜHSTÜCK

dauert ca. 10 Minuten

1 Pfirsich

2 Aprikosen

1 kleine reife Mango

2 Scheiben Ananas

1 Orange

½ Grapefruit

1 ½ TL Speisestärke

1 TL Sonnenblumenöl

1 TL Honig

2 EL Leinöl

1 Pfirsich und Aprikosen waschen, entsteinen und in mundgerechte Stücke schneiden.

2 Mango schälen, das Fruchtfleisch vom Kern schneiden und in kleine Stücke schneiden.

3 Ananas von Schale und hartem Mittelteil befreien und in Würfel zerteilen.

4 Orange und Grapefruit auspressen, den Saft mit Stärke, Öl und Honig in einem Topf vermischen und bei mittlerer Hitze unter Rühren erwärmen.

5 Wenn die Soße andickt, den Topf von der Kochstelle ziehen und die Sauce leicht abkühlen lassen.

6 Alle Früchte mischen und mit der lauwarmen Soße servieren. Das Leinöl untermischen.

TIPP

Leinöl ist aufgrund seiner wertvollen Omega-3-Fettsäuren sehr hitzelabil. Es darf immer nur nach dem Kochen zugesetzt werden, sollte nicht stark erwärmt werden. Ideal ist es daher, 2 Esslöffel Leinöl mit einer kalten Mahlzeit, etwa dem morgendlichen Müsli, aufzunehmen – es wirkt antientzündlich, wärmt den Körper und verflüssigt das Blut.

Zucchinihälften mit Hirsefüllung

MITTAGESSEN

dauert ca. 20 Minuten

75 g Hirse

1 EL Olivenöl

je 1 TL getrocknetes Basilikum,

getrockneter Oregano und Thymian

250 ml Gemüsebrühe

Kräutersalz

1 mittelgroßer Zucchino

evtl. 2 EL saure Sahne

1 Hirse auf ein Haarsieb geben und mit heißem Wasser abspülen. Öl in einem Topf erhitzen und darin die Hirse mit den Kräutern kurz anbraten.

2 Die Hirse mit 150 Millilitern kochender Brühe ablöschen und zugedeckt bei mittlerer Hitze etwa 15 Minuten garen. Mit Kräutersalz abschmecken.

3 Zucchino waschen, putzen, längs halbieren und leicht aushöhlen. Zucchinihälften mit Salz bestreuen, mit dem ausgehöhlten Inneren in der übrigen Brühe ca. 5 Minuten dünsten.

4 Zucchinihälften mit der Hirse und dem Zucchini-Inneren füllen. Nach Belieben auf jeder Portion 1 Esslöffel saure Sahne verlaufen lassen.

Brötchen mit Gemüse

ABENDESSEN

dauert ca. 10 Minuten

1 Möhre

1 kleiner Zucchino

1 EL Olivenöl

Kräutersalz

1 Brötchen

2 EL pflanzlicher Aufstrich nach Wahl

2 Blätter Radicchio

1 Möhre und Zucchino waschen, putzen und beides mittelfein raspeln.

2 Öl in einer Pfanne erhitzen und die Gemüseraspel darin bei mittlerer Hitze kurz andünsten. Eventuell ein wenig Wasser zugeben. Das Gemüse mit Kräutersalz abschmecken.

3 Brötchen halbieren, mit Aufstrich bestreichen. Radicchioblätter waschen, trocken tupfen, auf die Brötchenhälften legen und darauf die warmen Gemüseraspel geben.

Grießbrei mit Nussmus und Birnen

FRÜHSTÜCK

dauert ca. 8 Minuten

250 ml Reis- oder Haferdrink

4 EL Weizengrieß

1 EL Haselnussmus

1 EL Birnendicksaft

je 1 Msp. Zimt-, Anis- und Nelkenpulver

1 Birne

1 EL Leinöl

1 Reisdrink erhitzen und den Grieß unter Rühren einstreuen. Hitze reduzieren und den Grieß unter Rühren etwa 1 Minute erhitzen, weitere 5 Minuten bei ausgeschalteter Kochstelle quellen lassen. Nussmus, Sirup und Gewürze unterrühren.

2 Birne waschen, vom Kerngehäuse befreien und in kleine Stücke schneiden. In wenig Wasser 5 Minuten blanchieren, in ein Sieb abgießen und unter die Grütze mengen. Das Leinöl untermischen. (Sehr weiche Birnenstücke – von einer sehr reifen Birne – können unblanchiert zur Grütze gereicht werden.)

Herzhafte Süßkartoffelspeise

MITTAGESSEN

dauert ca. 20 Minuten

1 mittelgroße Süßkartoffel (Batate)

1 rote Paprikaschote

1 EL Olivenöl

2 EL Apfelessig

75 ml Gemüsebrühe

Kräutersalz

schwarzer Pfeffer

1 EL Crème fraîche nach Belieben

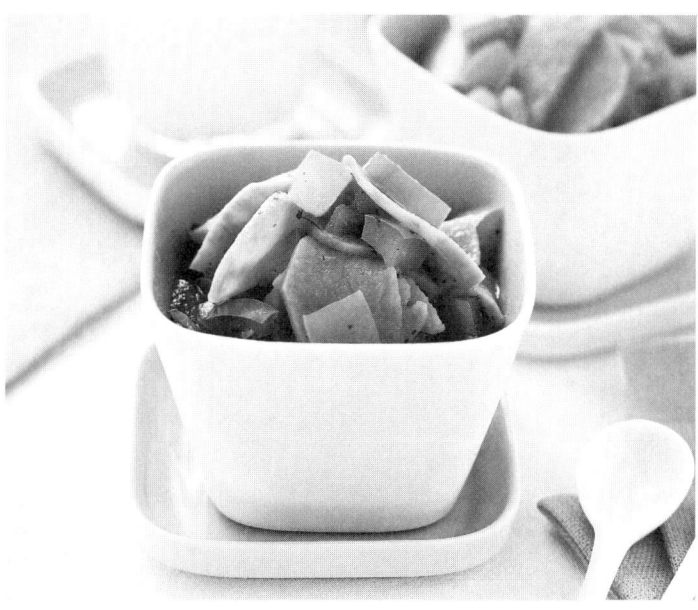

1 Süßkartoffel schälen, vierteln und in dünne Scheiben hobeln. Die Paprikaschote waschen, putzen und in kleine Stücke schneiden.

2 Das Olivenöl in einem Topf erhitzen und die Paprikastücke darin andünsten. Die Süßkartoffelscheiben zugeben und kurz mit anbraten.

3 Das Gemüse mit Essig ablöschen und die Hitze reduzieren. Brühe zugeben und das Ganze zugedeckt etwa 8 Minuten dünsten. Den Eintopf mit Salz und Pfeffer abschmecken, nach Belieben mit Crème fraîche verfeinern.

Buttertoast mit heißer Knoblauchbrühe

ABENDESSEN

dauert ca. 5 Minuten

250 ml Gemüsebrühe

1 Knoblauchzehe

2 Scheiben Toastbrot

1 EL weiche Butter

1 Die Brühe erhitzen. Knoblauch abziehen, durch eine Presse in die Brühe drücken und kurz darin dünsten.

2 Inzwischen die Brotscheiben rösten, abkühlen lassen und mit Butter bestreichen.

3 Die heiße Knoblauchbrühe zum Brot trinken.

Toast mit Aufstrich und Apfel

FRÜHSTÜCK

dauert ca. 5 Minuten

3 Scheiben Toastbrot
2 EL pflanzlicher Aufstrich nach Wahl
1 Apfel

1 Toastbrot rösten und abkühlen lassen, mit dem Aufstrich bestreichen.

2 Apfel waschen, abtrocknen und vierteln. Die Stücke vom Kerngehäuse befreien und zum Brot essen.

Spargelsuppe

MITTAGESSEN

dauert ca. 20 Minuten
10 Stangen weißer Spargel
250 ml Gemüsebrühe
1 TL Rohrohrzucker
2 EL Sahne
1 EL Weizenmehl
Kräutersalz
schwarzer Pfeffer

1 Spargel schälen, putzen und in kleine Stücke schneiden.

2 Die Gemüsebrühe mit dem Zucker aufkochen und die Spargelstücke darin je nach Dicke 8–12 Minuten dünsten.

3 Spargelspitzen herausfischen und beiseitelegen. Den restlichen Spargel mit der Brühe pürieren.

4 Sahne mit Mehl verrühren und in die Suppe geben. Das Ganze unter Rühren aufkochen lassen, die Spargelspitzen wieder zugeben und die Suppe mit Kräutersalz und Pfeffer abschmecken.

TIPP

Der Spargel im Mittagsgericht entwässert sehr gut, Sie merken dies am häufigen Wasserlassen und an einem ungewohnten, kräftigen Uringeruch. Dies ist jedoch normal und erwünscht – trinken Sie einfach zum Verdauen 1 bis 2 Gläser Wasser ca. 30 Minuten nach dem Essen.

Warmer Reissalat

ABENDESSEN

dauert ca. 30 Minuten
+ 15 Minuten Zeit zum Durchziehen

100 g Basmatireis
220 ml Gemüsebrühe
5 Stangen gedünsteter grüner oder weißer Spargel
2 EL Gemüsemais (aus dem Glas/der Dose)
2 Scheiben Ananas
je 1 Msp. gemahlener Ingwer, Kardamom und Koriander
2 EL gehackte Petersilie
Saft von 1 Zitrone
2 EL Olivenöl
Kräutersalz, schwarzer Pfeffer

1 Reis in einem Sieb heiß abspülen. 200 Milliliter Gemüsebrühe aufkochen und den Reis darin bei mittlerer Hitze zugedeckt etwa 25 Minuten dünsten.

2 Inzwischen den vorgegarten Spargel in etwa 2 Zentimeter lange Stücke schneiden. Mais abtropfen lassen. Die Ananasscheiben von Schale und hartem Mittelteil befreien und in kleine Stücke schneiden.

3 Den fertig gegarten Reis mit den Gewürzen verfeinern, in eine Salatschüssel geben, lauwarm abkühlen lassen.

4 Spargel, Mais, Ananas und Petersilie zum Reis geben und alles vermengen.

5 Aus Zitronensaft, Öl, restlicher Brühe, Salz und Pfeffer ein Dressing rühren. Über den Salat geben und diesen vor dem Servieren etwa 15 Minuten ziehen lassen.

Dinkelgrütze mit Aprikosenmus

FRÜHSTÜCK

dauert ca. 12 Minuten

4 EL Sahne

4 EL mittelfein geschrotete Dinkelkörner

4 Aprikosen

1 TL Ahornsirup

Zimtpulver

1 EL Leinöl

1 Sahne mit 200 Millilitern Wasser in einem Topf aufkochen und den Dinkelschrot einstreuen. Den Schrot zugedeckt bei mittlerer Hitze etwa 5 Minuten leicht kochen lassen, von der Kochstelle nehmen und weitere 5 Minuten quellen lassen

2 Inzwischen die Aprikosen kurz in kochendes Wasser tauchen, häuten, entsteinen und zu Mus pürieren.

3 In das Aprikosenmus den Ahornsirup rühren, das Mus mit Zimt verfeinern. Leinöl untermischen und das Mus zur Dinkelgrütze servieren.

Nudeln mit Pesto und Möhrensalat

MITTAGESSEN

dauert ca. 20 Minuten

125 g Nudeln

Salz

4 mittelgroße Möhren

1 EL Kürbiskernöl

1 EL Aceto balsamico bianco

3 EL Gemüsebrühe

Kräutersalz

schwarzer Pfeffer

2 EL Kürbiskerne

2 EL Pesto rosso

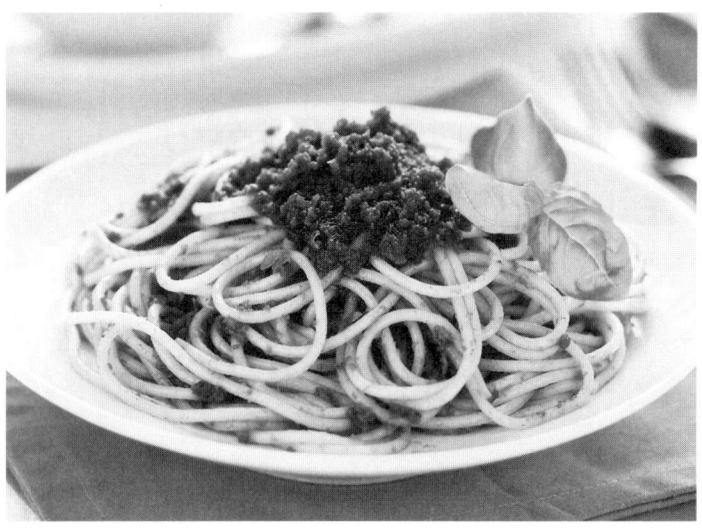

1 Nudeln in reichlich Salzwasser bissfest garen.

2 Inzwischen die Möhren schälen, putzen und fein raspeln.

3 Öl mit Essig, Brühe und Gewürzen verrühren und über die Möhren geben. Den Salat mit Kürbiskernen bestreuen.

4 Die Nudeln in ein Sieb abgießen, etwas abtropfen lassen, mit Pesto vermengen und zum Möhrensalat servieren.

Zucchinisuppe

ABENDESSEN

dauert ca. 10 Minuten
1 mittelgroßer Zucchino
200 ml Gemüsebrühe
1 TL Sahne
1 gestrichener EL Weizenmehl
schwarzer Pfeffer
Kräutersalz
frisch geriebene Muskatnuss

1 Zucchino waschen, putzen und in kleine Stücke schneiden. Brühe aufkochen und die Zucchinistücke darin bei mittlerer Hitze zugedeckt etwa 5 Minuten garen, dann alles pürieren.

2 Sahne mit Mehl verrühren und in die heiße Suppe geben. Diese unter Rühren einmal aufkochen lassen und mit Pfeffer, Salz und reichlich Muskatnuss würzen.

Kirschpfannkuchen

FRÜHSTUCK

dauert ca. 20 Minuten

3 EL Weizenmehl

Salz

1 EL Sahne

1 Ei

1 EL Butter

ca. 20 gewaschene entsteinte Kirschen

1 EL Ahornsirup

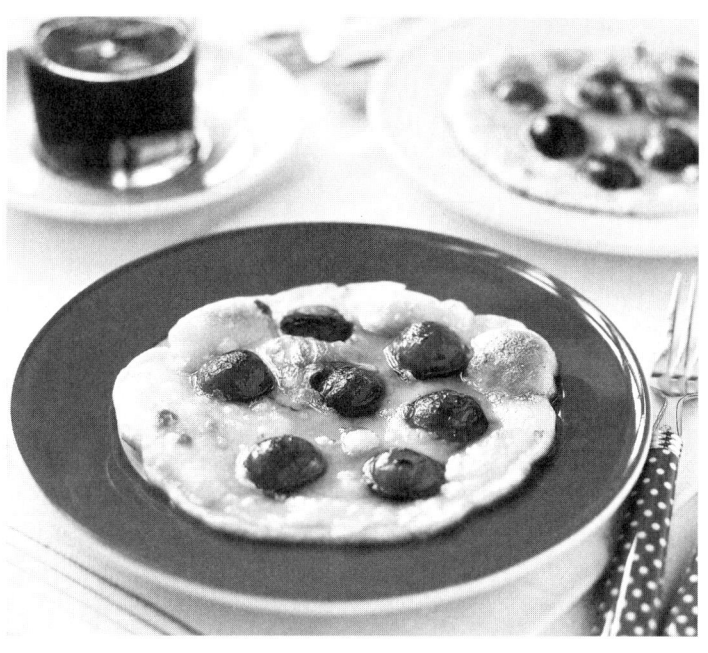

1 Mehl mit 1 Prise Salz, Sahne, 3 Esslöffeln Wasser und dem Ei kräftig verquirlen. Den Teig etwa 10 Minuten ruhen lassen.

2 Butter in einer Pfanne erhitzen und den Teig hineingießen. Die Kirschen auf den Teig geben und den Pfannkuchen von beiden Seiten bei mittlerer Hitze je 2–3 Minuten anbräunen.

3 Den Kirschpfannkuchen noch warm mit Ahornsirup beträufeln und genießen.

Gemüseeintopf

MITTAGESSEN

dauert ca. 20 Minuten

2 Kartoffeln
2 Möhren
1 Fenchelknolle
500 ml Gemüsebrühe
einige Zweige Petersilie
Kräutersalz
schwarzer Pfeffer
frisch geriebene Muskatnuss

1 Die Kartoffeln und die Möhren schälen, putzen und in kleine Würfel schneiden.

2 Fenchel waschen, putzen, vierteln, den Strunk entfernen und die Fenchelstücke quer in dünne Scheiben schneiden.

3 Die Brühe aufkochen und das Gemüse darin bei mittlerer Hitze zugedeckt 12–15 Minuten dünsten.

4 Petersilie waschen, trocken tupfen, die Blätter klein schneiden, in den Eintopf geben und das Gericht mit Kräutersalz, Pfeffer und reichlich Muskatnuss abschmecken.

Aufstrichbrot mit Roter Bete

ABENDESSEN

dauert ca. 5 Minuten

2 Scheiben Mischbrot

2 EL pflanzlicher Aufstrich nach Wahl

einige Scheiben süßsauer eingelegte gedünstete Rote Bete

1 Brotscheiben nach Belieben toasten, abkühlen lassen und mit Aufstrich bestreichen, Rote-Bete-Scheiben dazureichen.

TIPP

Rote Bete ist sehr gut geeignet, das Empfindungsnaturell auszugleichen und zu erden. Alle Gemüsesorten, die unter der Erde wachsen, gleichen das nervöse, unruhige Naturell des Empfindungstypen optimal aus.

Adressen und Bücher

Adressen, die weiterhelfen

Fastenwanderzentrum Birkhalde

Leitung: Dipl.oec.troph. Ralf Moll

Das Fastenwanderzentrum bietet einzigartig Suppen-, Früchte- und Saftfasten als typgerechte Fastenwanderseminare ganzjährig im Schwarzwald, in der Toskana und auf La Palma (Kanaren) an.

Birkhaldenstr. 29

D-72172 Sulz am Neckar

Tel. +49 (0)7454 9 27 90

Fax +49 (0)7454 9 27 91

E-Mail: info@typfasten.de

www.typfasten.de

Vitalife-Versand

Entschlackungsprodukte für einen gesunden Säure-Basen-Haushalt z.B. säurefreier Kaffee, Ayurveda-Zucker, Himalaya-Kristallsalz, Chlorella-Alge, Zelloxygen-Immunkonzentrat etc.

Birkhaldenstr. 29

D-72172 Sulz am Neckar

Info-Line +49 (0)7454 9 27 90

www.vitalife-fastenversand.de

Seminarhaus Birkhalde

typgerecht entsäuern – basische Entsäuerungswochen als Asia-Energiewochen, mit Yoga, Qi-Gong, Wandern und entschlackender Ayurveda-Küche
www. typfasten .de

Labor Dr. Bayer

Urintest nach Sander
Bopserwaldstr. 26
D-70184 Stuttgart
Tel. +49(0)711 6 41 80
www.labor-bayer.de

Kanne Brottrunk GmbH & Co KG

Brottrunk, Energieriegel, Fermentgetreide
Bahnhofstr. 68
D-59379 Selm-Bork
Tel.+49 (0)2592 9 74 00
www.kanne-brottrunk.de

Labor L+S AG, Enterosan

Mikroökologische Stuhluntersuchungen
Mangelsfeld 4
D-97708 Bad Bocklet
Tel.+49 (0)9708 91 00-0
www.enterosan.de

Bücher zum Weiterlesen

Moll, Ralf: *Individuell fasten.* Südwest Verlag, 2009.

Moll, Ralf: *Suppenfasten.* Trias, 2007.

Moll, Ralf: *Typgerechtes Fasten leicht gemacht.* Trias, 2000.

Moll, Ralf: *Brottrunk - Natursaft für Stoffwechsel und Verdauung.* List, 2006.

Moll, Ralf: *Schachmatt den Allergien.* Schnitzer, 1994.

Moll, Ralf: *Gesundheit beginnt im Darm. Sonderdruck.* Heilpraxis Magazin 4/2006. Staufen.

Moll, Ralf: *Typgerecht fasten nach Moll. Sonderdruck.* Heilpraxis Magazin 4/2000. Staufen.

Moll, Ralf: *Gesundheit durch Entsäuerung, Sonderdruck*, Heilpraxis Magazin, 5/1999, Staufen.

Dr. med. Worlitschek, Michael: *Säure- Basen-Fitness.* Haug, 2005.

Dr. Norman W. Walker: *Frische Frucht- und Gemüsesäfte*, Mosaik bei Goldmann, 1995.

Danksagung des Autors

Danken möchte ich der erfahrenen Diplom- Ökotrophologin Judith Maassen sowie Margret Braun, langjährige Köchin in einem vegetarisch-vollwertigen Naturkostrestaurant, die die leckeren basischen Rezepte für die Entsäuerungswochen gekocht und zu Papier gebracht haben. Außerdem danke ich Eva Polzer für ihre Ideen, Anregungen und Unterstützung sowie allen Mitarbeitern des Fastenwanderzentrums Birkhalde in Sulz am Neckar.

Meiner Familie – Helga, Toni und Simone Moll – danke ich für das sehr gute Engagement in den letzten 10 Jahren.

Rezeptregister

Sachregister